† In memoria
Aurelio Casazola Chávez
Noviembre 5 del 1981-Diembre 3 del 2006

«Por ti amado hermano y para ti esta obra, este libro que es un sueño hecho realidad».

Gerontocomía

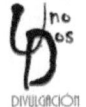

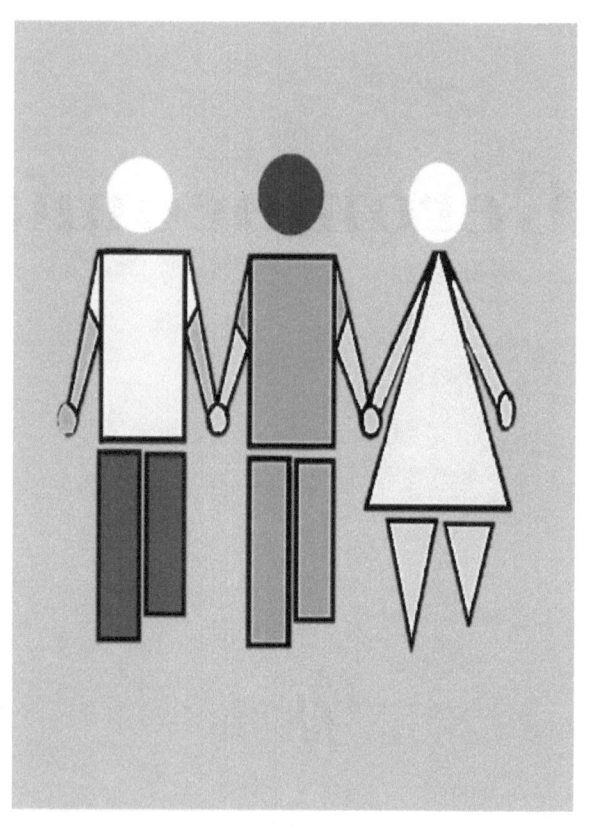

Argel Grisolle Chávez

Gerontocomía

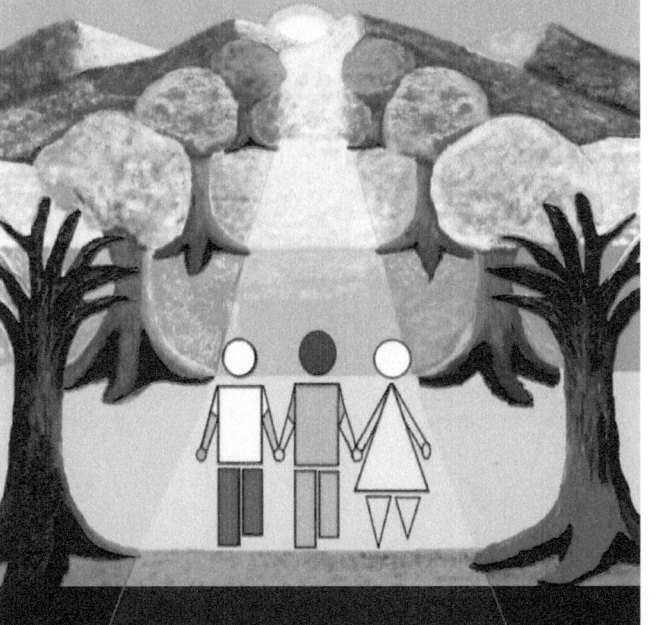

Memorias de un cuidador gerontológico

Gerontocomía
Memorias de un cuidador gerontológico
Primera edición Mirdav Natsar 2017.

D.R. © Argel Grisolle Chávez.
argel.grisolle@gmail.com

© Todos los derechos de edición reservados.

Para esta edición
D.R. © Mirdav Natsar.
De las Torres No. 749 Villa del Real II.
Teléfono 646-120-13-90.
Ensenada, B.C.
sinergia-editores@outlook.es

Ilustración carátula e interiores, corrección y estilo
D.R. © Mirna Rocío Carmona Cruz

Edición, diseño editorial y arte final
D.R. © Ricardo Jiménez Reyna

Imagen carátula: Sendero del buen morir.
Óleo sobre tela.
Viñetas: Garabatos etarios
© Mirna Rocío Carmona.

Gerontocomía, memorias de un cuidador, es una obra intelectual protegida por los derechos de autor, producto del esfuerzo y trabajo de los que integran la agrupación Mirdav Natsar dentro de su programa Uno Dos Divulgación®.

ISBN: 978-1985342095

Dedicatoria

Con cariño y amor a mi hermosa familia, en especial a mi madre Eva y hermana Hiraní, dos mujeres guerreras que han estado en todo momento a mi lado cada que las he necesitado, siempre han estado con un abrazo, una sonrisa, una palabra de aliento, un simple beso, no tengo palabras para expresar todo mi amor por su apoyo incondicional. Simplemente gracias de todo corazón.

Agradecimientos

Tengo una deuda de gratitud con muchas personas con la que he compartido bellos momentos a lo largo de mi vida personal y profesional, en especial a mi coach y amiga, la psicóloga Claudia Soto G., quien ha sido una guía en esta nueva etapa de mi vida, el haberme ayudado a reconstruirme y encontrar mi paz interior mil gracias.

Mi agradecimiento es a varios amigos cuidadores geriátricos, gracias por acompañarme en esta bella aventura en el arte de cuidar a un anciano, una hermosa profesión que tanto nos ha dado, a ustedes: Yolanda Baltazar, Cristian Benavidez, Denisse Figueroa, Selene Ponce, Gloria Ortega, Selene Méndez, Martha Ruiz e Irma Osuna excelentes personas y maravillosos seres humanos, que con sus consejos han ayudado a perfeccionar el cuidado de un anciano. Estoy en deuda especial con una gran mujer, Carmelita Junco, Gerontóloga Social, nunca olvidaré el día que la conocí, al escucharla en una de sus conferencias, ella transformó mi vida y entendí cuál era mi misión en este mundo, una mujer que fue mi fuente de inspiración para ser mejor cada día como cuidador y hoy como Gerontólogo Social.

Mil gracias Carmelita como te llamamos de cariño, gracias por tu hermosa amistad y tu gran legado en el mundo de la gerontología en México.

Prefacio

Deseo explicarte que este libro es el resultado de muchos años de trabajo como cuidador gerontológico, de hecho, soy especialista en adultos mayores que padecen el mal de Alzheimer y cualquier tipo de demencia relacionada con este grupo etario, y también estoy capacitado para atender a los ancianos que sufren otras complicaciones relacionadas con su edad, asimismo, cuento con varios diplomados entre los que destacan: «Cuidados Gerontológicos» y «Dirección de Servicios Gerontológicos». Antes de comenzar con nuestro tema quiero comentarte: cuidar y asistir son dos verbos completamente diferentes, cada uno se refiere a acciones similares, pero en la práctica, y sobre todo en lo referente a la salud de enfermos, discapacitados y ancianos, las desigualdades son abismales. Asistir significa: servir o atender a alguien, especialmente de un modo eventual o desempeñando tareas específicas; mientras cuidar representa principalmente el prestar diligencia, atención y solicitud en la ejecución de algo, además de asistir, guardar, conservar y mantener. En los conceptos anteriores podemos observar lo siguiente: asistir está dentro de las funciones del cuidar. Las personas suelen confundir entre un asistente, quien ayuda y auxilia a un paciente, y un cuidador, quien además de lo anterior, también protege, atiende y vigila para que su paciente pueda tener «calidad de vida».

Existen dos sistemas de cuidado:

Uno: los cuidados paliativos asistenciales cuyo objetivo es ayudar a sentirse mejor a los pacientes, que padecen una enfermedad grave o terminal.

Dos: Los cuidados gerontológicos cuyo fin es ofrecer un servicio de vigilancia a los adultos mayores y así mejoren su calidad de vida.

De la misma manera es importante destacar: «cuidar a los ancianos» implica una responsabilidad ética, moral y espiritual, pues la labor de un cuidador va más allá del simple hecho de cambiar pañales, bañar, mudar la ropa, tender camas, servir los alimentos y suministrar medicamentos; el cuidar a un anciano implica por lo menos nueve operaciones importantes las cuales te enlisto a continuación:

1. Protección.
2. Atención.
3. Respeto.
4. Calidad.

5. Amor.
6. Sensibilidad.
7. Empatía.
8. Responsabilidad.
9. Observación.

Es a lo que llamo: PARCASERO.

Cada una de estas operaciones intrínsecas de la profesión gerontológica, las fui aprendiendo con la práctica del oficio de cuidador y también, definitivamente, participando en diversos diplomados y cursos especializados, por lo tanto, puedo afirmar:

«Cuidar adultos mayores» es un arte y una ciencia.

Cuando inicié en esta bella profesión una persona muy allegada a mí, dijo: «Te vas a morir de hambre como «cambia pañales», en verdad no vas a llegar muy lejos». Este comentario fue para mí un reto, un aliciente y además una visión; efectivamente de «cambia pañales» nadie puede salir adelante ni progresar, pues los ancianos son dignos de ser tratados correctamente, si alguien le cambia los pañales a una persona senil, es menester lo haga como si se lo hiciera a sí mismo, al final de cuentas algún día el cuidador también será cuidado por alguien más y recibirá el mismo trato.

Deseo aclarar lo siguiente: tu servidor lleva más de quince años cuidando ancianos, a quienes yo con todo mi amor les digo abuelos; durante todo este tiempo me he especializado en cuidar a hombres y mujeres con severos problemas mentales producto de su edad avanzada; algunos con trastornos como Alzheimer y demencia, estos son los padecimientos más comunes de quienes alguna vez fueron personas productivas, proactivas, emprendedoras e innovadoras, pero ahora, con el transcurso de los años, no pueden valerse por sí mismos debido a sus enfermedades y padecimientos.

«Los abuelos», como yo les llamo, me han dado profundas y grandes enseñanzas de vida, de fortaleza, de amor, de integridad y de honorabilidad, pues a pesar de su condición son seres humanos maravillosos, por desgracia no pueden seguir avanzando solos hasta el final del sendero, de este sendero llamado vida.

Argel Grisolle Chávez

Introducción

En Gerontocomía, memorias de un cuidador, analizaremos las nueve operaciones básicas de un cuidador gerontológico, pero antes de otra cosa deseo plantearte la siguiente situación hipotética, la cual ocurre muy seguido:
Claudia es madre de dos hijos menores de ocho años y esposa de Luis, quien, por sus múltiples ocupaciones para lograr mantener el nivel y la calidad de vida de su familia, trabaja arduamente en el despacho de abogados del cual es socio.
Una noche después de la cena, Claudia recibe una llamada telefónica de doña Paula, quien le informa no puede seguir «cuidando» a Esperanza, mamá adoptiva de Luis y, por lo tanto, será necesario alguien se haga cargo de ella. Al informarle sobre esta situación a su esposo, él no sabe cómo resolver el problema y le pide a Claudia, le haga el favor de atender esa situación. Al día siguiente, después de dejar a los niños en la escuela, Claudia va a la casa de Esperanza y la encuentra sola, acostada en su cama, con el pañal sucio y sin desayunar; además la cocina está repleta de platos y sartenes sin lavar. En el baño, el bote de basura está saturado de

pañales sucios y el olor a excremento es penetrante.

No pasan ni dos minutos cuando recibe una llamada en su móvil, es Luis y este le informa saldrá de urgencia a la ciudad de Hermosillo a atender un caso en los juzgados federales.

Claudia comienza a desesperarse, le preocupan sus hijos y para el colmo, cuando está pensando en cómo solucionar el problema, la mamá adoptiva de su esposo despierta y como no la reconoce grita desesperadamente y comienza a arrojarle objetos a su nuera.

Después de intentar resolver el problema, Claudia decide mejor salirse de la casa y llamar a su esposo, quien molesto le contesta el teléfono, pues está en una junta, y tras escuchar lo ocurrido con su madre, él en lugar de ofrecer alternativas y soluciones, solamente comienza a criticar, ofender y menospreciar a su esposa quien, ofendida, tras colgar la llamada, entra a la casa y comienza a maltratar a su suegra.

Tras leer este breve relato tengo tres preguntas para ti: ¿Qué harías tú en esta situación? ¿Cómo solucionarías el problema? ¿Sabrías manejar toda la angustia, ansiedad y desesperación generadas por esta situación y cómo lo harías?

Si eres o no eres un cuidador gerontológico profesional, tal vez no sepas cómo manejar este tipo de situaciones y mucho menos superar «el colapso» correspondiente. Pues bien, permíteme decirte: yo he vivido escenas muy similares o parecidas a esta. También he experimentado angustia, ansiedad, dolor, desesperación, temor, indignación, coraje e impotencia ante las diversas situaciones vividas a lo largo de esta bella profesión de Cuidador Gerontológico.

Como Claudia, yo también busqué ayuda en los albores de mi carrera. Déjame decirte, por aquel entonces no había la suficiente información y orientación, y aún hoy, pese a los avances científicos y tecnológicos no existe en México y Latinoamérica la orientación adecuada para dirigir, alentar y fortalecer a los cuidadores gerontológicos.

Pero te preguntarás: ¿Quién es un cuidador gerontológico? Un cuidador gerontológico es todo individuo, hombre o mujer responsable de proteger, atender y ofrecer calidad de vida a una persona de la tercera edad imposibilitada para valerse por sí misma. Antes de seguir adelante, es importante sepas lo siguiente: Existen cinco tipos de cuidadores gerontológicos:

El primario, es el familiar directo: esposo, esposa, hijo o hija.

El secundario, es el familiar indirecto: yerno, nuera, nieto o nieta.

El terciario, es el pariente o amigo: ahijado o ahijada, sobrino, sobrina o cualquier otro familiar que esté interesado en apoyar a la familia.

El profesional, es el hombre o la mujer que cobra por sus servicios de cuidados gerontológicos que está a cargo y al pendiente del adulto mayor.

El voluntario, es un magnífico asistente gerontológico ya que aligerar la carga y lleva una terapia de respiro a los cuidadores y al paciente.

Yo comencé como cuidador primario. Hoy estoy dedicado de corazón, alma y mente, al cuidado de estos seres maravillosos que son «mis abuelos» y consideré la posibilidad de escribir este libro porque sé, de una forma indiscutible, que su lectura es obligada para todos los miembros de las familias hispanoparlantes. Asimismo, considero importante leer «Gerontocomía, memorias de un cuidador» porque al final de cuentas, tarde o temprano, cada uno de los que lean este libro se verán en la necesidad de cuidar a un anciano o de ser un anciano necesitado de cuidados.

De algo sí estoy seguro, de que nuestros padres van a envejecer, van a envejecer; de que tú y yo vamos a envejecer, vamos a envejecer.

Te pido que analices la siguiente pregunta: ¿Qué ocurriría en tu vida si en lugar de Luis o Claudia eres tú quien está cruzando por esta situación? Te reto a que leas este libro para que comiences a crear conciencia sobre la vejez tanto en tu vida como en la vida de quienes te anteceden como son: abuelos, tíos y padres.

En «Gerontocomía, memorias de un cuidador», lograrás encontrar más que una guía, un sistema de ayuda y consejos prácticos para que tú consigas ser un cuidador gerontológico profesional, esto es: una persona que hace sus deberes y procede ante sus responsabilidades con amplia capacidad y compromiso, y no necesariamente porque perciba una remuneración económica. Asimismo, en esta obra podrás encontrar respuestas a cientos de preguntas relacionadas con el arte del cuidado de ancianos, de manera técnica se llama gerontocomía, las cuales te ayudaran a vivir satisfecho con tu proceder para con quienes alguna vez también a ti te cambiaron los pañales.

El Autor

Sobre Argel y esta obra

Argel Grisolle Chávez, nació en la ciudad y puerto de Ensenada, municipio de Baja California, actualmente es propietario de ACAM, residencia para adultos mayores, una de las principales franquicias a nivel nacional especializada en el cuidado y atención de personas de la tercera edad.

Inició sus labores como cuidador gerontológico en el año dos mil uno, en su natal Ensenada, tras cuidar a su hermano menor, quien falleciera, después de varios años en coma, como consecuencia de un accidente automovilístico y una mala práctica médica.

En aquel entonces Argel junto con su hermana Hiraní y Eva, su mamá, por más de tres años cuidó a Aurelio, a quien dedica esta obra, y al sufrir lo que actualmente se conoce como el síndrome «Colapso de Cuidador», decide mejor continuar con su camino sin saber que eso marcaría su vida para siempre.

Antes de partir Aurelio y después de meditar bien las cosas, decide ingresar como cuidador gerontológico en la casa de asistencia que actualmente es de su propiedad.

Desde el inicio de su carrera Argel ha buscado capacitarse y conocer a profundidad las técnicas, procesos y procedimientos en el cuidado gerontológico. Durante más de quince años ha estado desarrollando nuevas técnicas, perfeccionando procesos y procedimientos en esto a lo que él llama: El arte de cuidar adultos mayores y es especialista en pacientes con diversos tipos de demencia y otros padecimientos propios de la ancianidad.

En «Gerontocomía, memorias de un cuidador», Grisolle ofrece un panorama general sobre los operaciones fundamentales y esenciales en el cuidado gerontológico, además de narrar sus experiencias con quienes él llama «sus abuelitos» y «abuelitas».

En un lenguaje fluido, claro, conciso y preciso, Grisolle Chávez pone los puntos sobre las «i» en esta intensa profesión la cual, pese a ser una práctica muy antigua en la sociedad humana, no existe hasta el momento una carrera universitaria o técnica que avale los estudios y los conocimientos de quienes están al cuidado de los adultos mayores.

En esta obra, el autor hace una labor de concientización torno a la importancia de que, la sociedad humana hipermoderna, y sobre todo las nuevas generaciones, revaloren y reconsideren la importancia de «los abuelos» ya que todos, algún día, llegaremos a ocupar esa posición.

«Vivimos en la cultura de lo viejo», explica, y «consideramos que los adultos mayores son viejos, cuando en realidad ellos nos dan sabiduría, experiencia y ejemplos valiosos», para el autor, la senectud es la corona de la vida, etapa en la cual se experimenta una libertad plena.

La cultura de lo viejo, para el autor, ha enseñado a los seres humanos a desechar las cosas y, cuando relacionamos este término con los adultos mayores, automáticamente se piensa que ellos, los ancianos, son desechables cuando, antiguamente, las civilizaciones vivían «la cultura de las canas» dando honor, tributo y admiración a los ancianos, quienes eran sinónimo de sabiduría y emblema de dignidad, honor y rectitud.

Los editores

Tabla de contenido

Dedicatoria VII
Agradecimientos VIII
Prefacio X
Introducción XIV
Sobre Argel y esta obra XIX

PROTEGE A LOS ABUELITOS 25
    La niña temerosa 31

ATIENDE A LOS ABUELITOS 37
    Por un dolor 43

RESPETA A LOS ABUELITOS¡ERROR! MARCADOR NO DEFINIDO.
    Vendedora de caricias 55

CALIDAD DE VIDA 61
    Bella durmiente 67

AMA A LOS ABUELITOS 70
    Arrieros somos 79

SENSIBILÍZATE 85
    Tú necesitas de mí 91

EMPATIZA 97
    El Cowboy 103

RESPONSABILÍZATE 109
    La Chef negligente 115

OBSERVA 119
    Los abuelitos olvidados 127

EL COLAPSO 131
    Cuidador colapsado 139

Gerontocomía Memorias de un cuidador gerontológico

CONCLUSIÓN..145

GLOSARIO 147

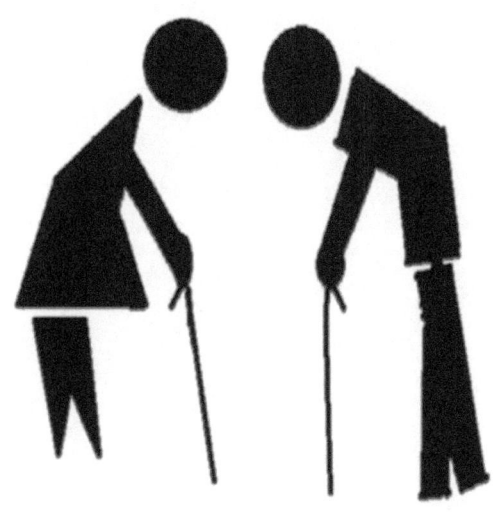

*«Una bella ancianidad
es, ordinariamente,
la recompensa
de una bella vida».*
Pitágoras

1

Protege a los abuelitos

«Los árboles más viejos dan los frutos más dulces».

Proverbio alemán

Durante el presente y los subsiguientes capítulos trataré de dar respuestas a diversas preguntas que tengas con respecto al cuidado de adultos mayores. Tal vez en este momento una duda está navegando en tu mente como si fuera un submarino en el Mar Mediterráneo y créelo, a mí también me ocurrió, quizás esta duda sea: ¿De qué debemos proteger a los abuelitos? La respuesta es muy sencilla: los debemos proteger de todo, aun de ellos mismos. Solo piensa en lo siguiente: Así como tu mamá te decía cuando tú tenías cuatro años: ¡No mi niño!, no jales el mantel porque te puede caer en las piernas lo que está sobre la mesa y te vas a lastimar. De la misma forma las personas de edad avanzada suelen sufrir accidentes que incluso les provocan la muerte. Por lo tanto, un cuidador o una cuidadora de ancianos es como una madre que los resguarda, ampara y defiende de los peligros a su alrededor. Te pido de favor, me ayudes a imaginar: el próximo relato

Estás cuidando a tu suegra que tiene ochenta y cinco años; la anciana, aparte de no tener la fuerza suficiente para sostenerse en pie, es muy inquieta y además ya presenta síntomas avanzados de demencia; tú entras a la habitación donde ella está sentada en la mecedora que sus hijos le compraron y te ordena le des agua porque tiene sed; amablemente vas hasta la mesita donde tienes la jarra y el vaso, le sirves un poco más de la mitad y se lo entregas en las manos, ella toma el recipiente que es de vidrio y difícilmente logra sostenerlo y mucho menos puede llevarlo hasta su boca para beber, como tú estás tendiendo la cama no te percatas que está luchando para satisfacer su sed, y como está muy cansada, el vaso se le cae y al impactarse contra el piso, el depósito como es de vidrio muy delgado se rompe; debido a que el suelo está cubierto con alfombra, tú no te percatas de lo ocurrido y sigues con tus labores; sí, estás cumpliendo con tus responsabilidades al pie de la letra.

Tu suegra está preocupada porque piensa que la vas a regañar y castigar, hace un esfuerzo para ponerse en pie y recoger el tiradero que sin querer provocó y, debido a las prisas olvidaste ponerle las pantuflas, al dar el primer paso se encaja un pedazo de vidrio en la planta del pie y del susto y el dolor, tu suegra grita y, al gritar, como se impulsó levemente hacia atrás, cae de sentaderas sobre el piso porque sus piernas no la lograron sostener más y al caer su cadera, al igual que el vaso, se desmorona porque tu suegra padece una osteoporosis avanzada.

Quiero decirte que todo esto se hubiera podido evitar con tres o cuatro acciones importantes:
1. Utilizar recipientes de plástico y no de vidrio.
2. Ayudarle a beber el agua.

3. Colocarle sus calcetas y pantuflas.
4. Estar al pendiente de sus movimientos.

Te pido por favor, regresemos cuando tú eras niño o niña: tal vez no lo recuerdes, pero tu mamá y tu papá vigilaban detenidamente cada movimiento que hacías y si apenas comenzabas a caminar, hasta se colocaban atrás de ti para evitar cayeras y si eso ocurría, en lugar del piso aterrizabas en sus brazos, aquellos brazos protectores que evitaban te lastimaras, hirieras o murieras.

¿Por qué ocurría esto? Porque tus papás estaban enfocados en ti, concentrados en lo que hacías, decías, comías y mirabas. Todos ellos, sus ojos, sus pies, sus manos, sus brazos y su alma eran instrumentos de protección.

Lo mismo debe ocurrir cuando alguien está cuidando a un abuelito que no puede valerse por sí mismo. Las personas de la tercera edad que sufren enfermedades como el Alzheimer o demencia son inquietas y temperamentales. Agarran cuanto objeto se les atraviesa en el camino, lo prueban, lo huelen, lo tiran, lo rompen, además lo comen; se enojan hasta de lo que no se acuerdan y son extremadamente pertinaces. De tal forma que un cuidador debe ser para ellos como la madre amorosa que, sin gritos ni forcejeos, le quita de las manitas a su criatura el cuchillo que apenas intenta agarrar y le explica la razón por la cual no debe agarrarlo. Algo más que los adultos mayores ocupan y que forma parte de la protección que el cuidador debe brindar a «su abuelo» son: unas manos, unas piernas y unos ojos que los guíen, amén de unos brazos fuertes que los sostengan.

¿Recuerdas cuando salías al parque con tu mamá o tu tía o tu hermana mayor? ¿Recuerdas lo que decían? Por ahí no, te puedes caer. Levanta los pies al subir la banqueta, te puedes tropezar. Fíjate por donde caminas. Mastica bien la comida. No comas tan rápido. No hables con comida en la boca. No te rías cuando estés comiendo arroz. Todas estas frases tenían un mismo propósito, protegerte, salvarte la vida, dirigirte, ayudarte, enseñarte a vivir. Estas mismas frases protectoras las debe manejar el cuidador, no solo para enseñarle a vivir, sino también para ayudarle a seguir vivo, sin riesgo, dignamente, con calidad y respeto.

Tal vez te parezca algo romántico y cursi el hecho de que te hable de esto como si «los abuelitos» fueran un gran tesoro, pues bien, te tengo noticias, ¡lo son! Por muchas razones que a lo largo del presente libro te explicaré, puedo decirte que efectivamente las personas de la tercera edad son algo así como «las joyas» de la corona; solamente imagínate una corona sin gemas, es únicamente eso, una corona, pero si está adornada con hermosas alhajas como diamantes, rubíes, zafiros, esmeraldas alejandrinas y amatistas, la corona se vuelve más bella y hermosa. Así es nuestra vida cuando tenemos el privilegio de convivir y cuidar a un anciano, porque ellos adornan la vida.

Es importante comprender que algún día tú y yo llegaremos a ser ancianos, esto es, las joyas de la corona de la vida; algún día vamos a necesitar que alguien nos ayude a levantarnos de la silla, nos auxilie en momentos tan difíciles como alzar una cuchara llena de sopa tibia y llevarla a la boca, porque lo que para nosotros es sencillo y fácil hoy, mañana, cuando tengamos setenta u ochenta años, será una odisea, no porque seamos unos inútiles o unos torpes, jamás, más bien porque las fuerzas se fueron, nuestros músculos se atrofiaron.

En algún momento de nuestras vidas, tú y yo necesitaremos una mano amiga que nos guíe, unos ojos fieles que vean por nosotros, unos brazos fuertes que nos sostengan y unas piernas saludables que nos acompañen en nuestro recorrido diario porque, así como cuando tú y yo fuimos bebés, el levantarnos y dar el primer paso fue un logro, también cuando seamos ancianos dar un paso será lo mejor que pueda ocurrir en nuestras vidas. En pocas palabras, llegará el día en que tú y yo vamos a necesitar un cuidador, alguien que nos proteja hasta de nosotros mismos.

Durante mi carrera de cuidador he escuchado algunas personas decirles a los adultos mayores que son unos tontos, unos necios, unos torpes o unos inconscientes porque con mayor frecuencia cometen errores o repiten y repiten una misma historia o porque deben explicarles una y otra vez lo mismo. No se trata de tontera, necedad, torpeza o inconsciencia, se trata de incapacidad porque «los abuelitos» que no pueden valerse por sí mismos, están imposibilitados para pensar, decir y hacer varias cosas como otros ancianos con vidas saludables o como tú y yo en estos momentos.

Debido a su incapacidad de pensar, decir y hacer varias cosas, es importante protegerlos, porque no pueden medir las consecuencias de sus pensamientos, palabras y acciones. Por esa razón las personas con padecimientos como el Alzheimer o limitaciones propias de la «vejez» normalmente en lugar de pedir las cosas por favor, las ordenan, la exigen, porque ellos viven en una realidad diferente, de ahí que el cuidador debe entender que no son personas déspotas, amargadas o mal educadas, sino más bien son seres humanos merecedores de amor, respeto, admiración y cariño.

Proteger a los ancianos va más allá de bañarlos, asearlos, cambiarles los pañales, darles sus medicamentos, vigilar sus signos y síntomas, de darles de comer y beber en la boca; proteger a los ancianos es algo más que ayudarlos a levantarse de la cama o sentarse en la silla; protegerlos a ellos es resguardarlos de todo daño interno o externo. La protección de un cuidador hacia sus ancianos es similar a lo que un ave hace con sus polluelos en medio de una tempestad, los cubre con sus alas.

Resumiendo: Tú como cuidador eres para tus ancianos, lo que es una madre o un padre para un niño porque proteger va más allá de prevenir, es eliminar todo riesgo en la vida de quien estás cuidando.

A continuación, y como conclusión de este capítulo, te cuento la historia de «Ela», una extraordinaria mujer y amiga que transformó mi vida

.

La niña temerosa

Ella era una mujer delgada, de aproximadamente un metro y medio de estatura; orgullosamente de origen judío-alemán; al parecer creció en la Alemania nazi, pero ignoro más detalles de su vida. La conocí hace aproximadamente ocho años; fui a su casa para realizar una valorización geriátrica, si era o no era candidata para recibir los servicios de cuidados gerontológicos en mi residencia para adultos mayores; para efectos de este relato y cuidar su identidad le llamaré: «Ela».

Ela padecía Alzheimer, en un nivel inicial, cuando llegué a su casa, ella no recibía visitas, ni de extraños ni de conocidos, por eso, me hice pasar como estudiante de artes plásticas, pues fue una excelente pintora y maestra expresionista.

En aquel momento, ese fue el puente de enlace y de comunicación entre ambos, por ello, cuando me recibió, tuvo la gentileza de permitirme hacer un recorrido por su casa y su taller de pintura. Una vez terminado el recorrido, tuvo la amabilidad de invitarme a pasar a su cocina, donde estaba la persona encargada de prepararle los alimentos; sin preguntarme, le ordenó a su empleada me preparara un par de huevos con jamón y le ordenó le calentara una rebanada de pizza, a lo cual yo pensé para mí: «Órale, ella la pizza y yo solo huevos con jamón».

En un momento de la conversación, Ela me ofreció una disculpa por haber ordenado para mí huevos con jamón.

Simplemente se concretó a decirme: «La pizza es mi platillo favorito y como nada más hay una rebanada, por eso te tocaron los huevos a ti», después ella dibujó una hermosa y pícara sonrisa en su rostro. En ese momento consideré que todo estaba normal, pero conforme fuimos platicando pude percatarme del maltrato del cual era víctima por parte de quienes la cuidaban, no de las personas más cercanas como la cocinera, el chofer y su asistente personal, sino de quienes fueron contratados para protegerla y ver por su bienestar.

Según pude investigar, sus cuidadores no solo abusaban psicológicamente de Ela, sino también económica y moralmente, pues sustraían dinero del lugar donde ella lo tenía guardado y, además, hacían fiestas poco usuales.

Cada vez que pasaba a saludarla, siempre ocurría lo mismo, sin embargo, poco a poco fue reconociéndome y su confianza en mí creció; lo más sorprendente de todo esto fue, cuando llegué una tarde a saludarle y me suplicó no la abandonara, pues ya se iba a portar bien, esa fue una señal muy importante para mí, pues era un indicador del maltrato recibido, como si sus cuidadores la amenazaran con dejarla sola si seguía actuando de una u otra forma. Por otra parte, cuando recién la conocí algo me llamó la atención, pese a ser pleno verano, en medio de su casa había un árbol de navidad perfectamente adornado y siempre lo mantenía encendido, era tanta mi curiosidad por saber las razones por las cuales ella hacía eso, que en una noche me atreví a preguntarle:

—Ela ¿por qué tienes encendido el árbol de navidad?

Ella guardó silencio, entonces, al ver su rostro desfigurado pregunté— ¿cómo te sientes?

—Muy mal —contestó y comenzó a llorar en silencio; después de algunos minutos, Ela pudo decirme— durante mi infancia nunca pude disfrutar de una navidad.

Así abrió su corazón y comenzó a platicarme algunos sucesos de su vida durante la segunda guerra mundial.

Platicando con ella, me pude percatar que entraba en ciclos de recuerdos: en ocasiones era atormentada por escenas de su infancia; algunas veces sufría al revivir el momento en que enviudó, ella era muy joven cuando esto ocurrió; otro de los momentos difíciles era cuando recordaba la muerte de sus hijos y la mayoría de las veces me hablaba de su miedo a estar sola.

Nunca salía de su casa, se sentía segura en su interior, pero su situación de vida cada vez era más complicada, sufría accidentes, bueno eso me decían sus cuidadores, pero yo sospechaba que más bien era por falta de protección y atención.

Todo aquello me permitió llegar a la conclusión de que, si yo no hacía algo por protegerla e instalarla en una de mis residencias de cuidados para adultos mayores, algún día Ela podría sufrir una crisis severa o un fuerte accidente y morir; pero como no quería abandonar la casa, me vi en la necesidad de crear una estrategia para hacer saliera de su área de confort y así poderla instalar en un lugar más seguro para ella.

Conforme fui conociéndola, me percaté de que tenía un concepto muy equivocado de las casas de asistencia para ancianos, cuando tocábamos el tema me decía: «No, me han dicho que ahí lo maltratan a una muy feo, le gritan, pegan y no sé qué tantas cosas más»; todos mis esfuerzos para convencerla de todo lo contrario eran inútiles.

Una tarde me atreví a invitarla a salir a dar un paseo, a lo cual me respondió que no, porque tenía que ir con su dentista, pues estaba sufriendo de un dolor de muela y, como yo tengo una amiga odontóloga cuyo consultorio está en el mismo edificio en el cual tengo una de mis residencias gerontológicas, esa fue la excusa perfecta para organizar todo para su ingreso; aproveché para comentarle de mi amiga y me ofrecí a llevarla, a lo cual accedió.

Durante todo el trayecto, Ela me pidió no la abandonara porque tenía mucho miedo; cual ha de ser mi sorpresa, cuando llegamos a las instalaciones, se concretó a guardar silencio y verme fijamente; al momento de salir la cuidadora y mencionar su nombre e invitarla a pasar, Ela me dijo:

—Confié en ti y me traicionaste, ¿por qué me haces esto, por qué me abandonas en este lugar? Yo creí en ti, te invité a cenar y te conté mi secreto del arbolito de navidad.

Cuando comenzó a caminar por el pasillo, sentí morir, Ela tenía razón, la traicioné, sin embargo, sabía estaría más segura, más protegida; porque era una niña temerosa. Durante varios días permaneció molesta conmigo, además se negaba a comer, todo mi equipo de trabajo y yo entramos en crisis porque no probaba alimento; en una ocasión, su cuidadora dijo:

—Por favor, tienes que comer.

Aquella frase abrió mis ojos, recordé sus palabras:

—Me molesta mucho que me obliguen a comer, porque de niña me forzaban a comer.

Por lo tanto, fui hasta donde ella estaba sentada, tomé la charola con su comida y dije:

—¿Ya viste la comida que preparamos para ti? ¡Huele delicioso! ¿Gustar comer? Acércate, te invito a comer.

Ela me miró, sonrió y dijo:

—¡Claro que sí! Solo permíteme arreglarme el cabello y maquillarme un poco y comemos juntos.

Desde entonces, entendimos lo importante que es la relación cuidador-paciente y, además, comprendimos lo significativo que era para Ela, no obligarla a hacer las cosas, mucho menos alimentarse, por eso, todos los días en lugar de decirle: «Tienes que comer» mejor la invitábamos a comer.

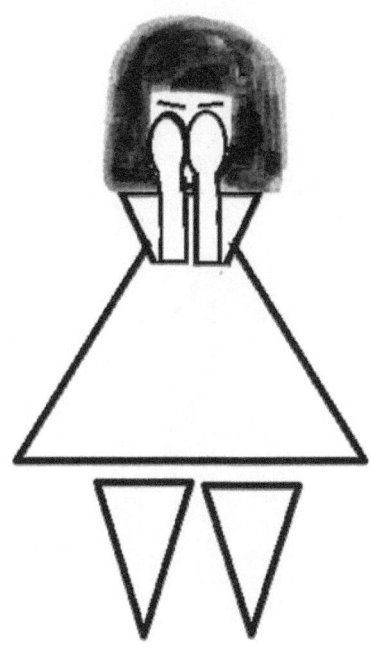

«No toda la vida vamos hacer Peter Pan, tarde que temprano vamos a envejecer hay que prepararnos para envejecer, sí, pero dignamente. Mi deseo es que llegues a viejo con una bella sonrisa en tu rostro».

A.G.Ch

2
Atiende a los abuelitos

> *«El mejor regalo que podemos darle a otra persona es nuestra atención íntegra».*
>
> Richard Moss

En «Gerontocomía, memorias de un cuidador» atender no solo es un sinónimo de entender sino también debe considerarse como el acto de acoger favorablemente a alguien, satisfacer alguno de sus deseos, escuchar sus peticiones y atender sus mandatos. Es importante señalar que el cuidador gerontológico aparte de todo lo anterior, también debe saber esperar el momento adecuado para intervenir en la vida de su paciente porque pese a todo, los adultos mayores tienen vida propia, voluntad, autonomía, sentimientos, emociones y pensamientos propios.

Un cuidador eficiente y efectivo sabe aplicar correctamente su entendimiento de la situación personal, familiar, social, médica de su paciente y de esa forma comprender que no debe tomar como un asunto personal lo que ocurra con el adulto mayor a su cargo. Sí tú estás cuidando a un anciano que no puede valerse por sí solo, debes tener en cuenta o en consideración su condición emocional, mental, física y anímica al momento de atenderlo; debes ser capaz de buscar su bienestar, en otras palabras, tienes que ver por él o ella.

Desde el punto de vista psicológico (deseo aclarar que no soy psicólogo), la atención es un proceso de concentración selectiva, esto es: tú como individuo eliges voluntariamente cuál será tu punto de concentración; lo cual significa: mientras cuidas a un anciano o anciana, tú eres el único responsable de prestarle atención o no. He visto como muchos supuestos cuidadores, en lugar de estar atentos a lo que ocurre con, en y alrededor del adulto mayor, están enfocados en su teléfono celular, esperando respuesta a sus mensajes. Estas personas están enfocando su concentración en su teléfono, no en el adulto mayor a quien están cuidando.

La atención, además de ser un estado de concentración voluntario, también está relacionada con la observación, este tema será ampliamente comentado en el capítulo correspondiente; por el momento solo deseo especificar lo siguiente: Atender a un adulto mayor, es estar enfocado un cien por ciento en él.

Desde mi punto de vista muy particular, atender a un anciano implica por lo menos siete aspectos importantes:

1. El adulto mayor siempre deberá ser primero, este es un principio básico, elemental y fundamental para cuidar de manera efectiva y eficiente a un anciano.

2. Satisface hasta la más mínima necesidad del anciano a tu cuidado; hazlo como si lo estuvieras haciendo para ti, como esperando que algún día tú también recibas la misma atención por parte de una persona cuando estés en su lugar.

3. Recuerda siempre, al final del camino, tú pasarás de cuidador a ser cuidado, de protector a protegido.

4. Concéntrate en el anciano, de tal forma que jamás tengas que ofrecer disculpas a los familiares o al adulto mayor por causa de algún descuido. En mi carrera como cuidador he escuchado comentarios tan hirientes como: «Déjalo, no vale la pena, ya está viejito, de algo tiene que morir».

5. Procura siempre estar enfocado en tu paciente, con esto no quiero decir que no realices las tareas de servicio como tender la cama, asear su espacio vital, bañarlo, cambiarle pañales u otras labores; más bien te estoy comentando que, en este oficio, debemos tener una atención oscilante, pero sin desconcentrarnos en lo que hace o dice el paciente.

6. Cumple lo que le prometes a «tu viejito», tal vez te digas a ti mismo: «Tiene Alzheimer de todas formas se le olvidará», pero piensa por un minuto que en el justo momento cuando tú le prometes a «un abuelito» algo, él queda consolado, confiado, esperanzado y tal vez así se queda dormido y posiblemente al día siguiente no lo recuerde, pero tus palabras tienen consecuencias profundas en la vida, quizás a ti, algún día, en tu vejez te prometerán algo y jamás te lo cumplan, pero tú si estarás consciente de la promesa y eso, mi estimado lector, es muy doloroso.

7. Perfecciona tu atención, enfócate más en los detalles, en las situaciones que rodean a la persona que cuidas, presta mayor cuidado en cómo come, cómo respira, cómo duerme, cómo habla y verás que, llegado el momento, sabrás reaccionar adecuadamente porque agudizarás tu con-

centración en puntos finos del bienestar del adulto mayor a tu cargo.

¿Recuerdas el ejemplo de Claudia y su suegra? Precisamente todo comenzó por una falta de atención, ella estaba concentrada en lo que estaba haciendo, no en su suegra. Entiendo cómo te sientes cuando llegas el lunes, a la habitación de «tu abuelito» y todo está desordenado, porque nadie estuvo a cargo de él en un cien por ciento. Pañales sucios tirados en un bote de basura completamente lleno, platos sucios con sobras de comida y todo lo que puedas imaginar. La impotencia, desesperación y el malestar te invaden, es más, la duda si realmente ser «cuidador» es tu profesión y vocación asaltan tu mente, comienzas a hacer tu trabajo enojado, frustrado y agotado. Lo entiendo, pero es en esos momentos donde más debes estar enfocado en tu paciente, en ese viejito o esa viejita imposibilitado para ver por sí mismo. Porque el simple hecho de visualizarte como útil para él o ella, eso te fortalece, alienta, motiva, engrandece y anima a continuar en esta labor llena de satisfacciones y enseñanzas; eso le da riqueza moral y espiritual a tu vida.

Concentrándote en tu paciente, considerando que él es lo más importante en esa habitación, satisfaciendo hasta la más mínima de sus necesidades, haciendo las cosas como para ti y no para los demás, recordando la noche en la cual le prometiste no lo abandonarías ni lo dejarías desamparado.

Asimismo, perfeccionando tu sistema de atención y cuidado sentirás la grandeza de ser quién eres: alguien dispuesto a hacerle la vida más llevadera y más digna a «tu anciano» o a «tu anciana», dispuesto a recorrer con ella los últimos pasos de su vida y así proporcionarles un «buen morir».

En las páginas siguientes, te platico la historia de «Triny», una anciana que se resistía a vivir en una casa para adultos mayores pero que, gracias a la atención que yo le ofrecí en ese momento, ella accedió vivir en nuestra residencia.

«Concentrándote en tu paciente, considerando que él es lo más importante en esa habitación, satisfaciendo hasta la más mínima de sus necesidades, haciendo las cosas como para ti y no para los demás, recordando la noche en la cual le prometiste no lo abandonarías ni lo dejarías desamparado».

A. G. Ch.

Por un dolor

Recuerdo bien que aquella mañana llegué a la residencia donde atendemos adultos mayores, al momento de entrar a mi oficina sonó el teléfono, era el ingeniero Rubio, quien me pidió una cita para esa misma tarde porque él y sus hermanos tenían un serio problema con su mamá.

La reunión la concertamos para aquel mismo día a las seis de la tarde, en casa de una de sus hermanas; cuando llegué, todos ellos me recibieron con mucho gusto, me veían como su tabla de salvación.

Me explicaron que su mamá tenía alrededor de noventa años y ya no podía valerse por sí sola; que todos ellos se turnaban haciendo guardias para cuidarla, pero que la situación estaba muy tensa, complicada y dolorosa porque ella era muy demandante y siempre les andaba reprochando que ellos no hacían nada por ella cuando ella, toda la vida les había dado todo.

Todos eran profesionistas y tenían excelentes trabajos, me expresaron que amaban a su madre porque ella lo dio todo por ellos, pero que las cosas ya habían superado su paciencia y tolerancia.

Me manifestaron que necesitaban de los servicios que ofrezco en la residencia para adultos mayores, la cual tengo junto con mi hermana y mi madre; de la manera más atenta, les pedí me dieran la oportunidad de platicar con su mamá.

Era una mujer muy recia, al parecer desde muy joven se había dedicado a preparado birria para venderla, fue muy trabajadora, pero por motivos de la edad ya no podía caminar; según me indicaron, ella estaba lúcida y se negaba rotundamente a vivir el resto de su vida en una casa hogar para ancianos porque ahí lo único que harían sus hijos sería abandonarla.

Les pedí de favor me permitieran hablar con ella, pero todos se negaron rotundamente porque según ellos, me convencería y entonces ellos seguirían batallando cuidándola.

En cuanto comenzaron a platicar conmigo me percaté que todos ellos, ya estaban padeciendo lo que conocemos como el «colapso del cuidador», padecimiento normal en todos los cuidadores.

Desde su punto de vista todo era muy fácil, el mayor de ellos me dijo que ya fuera por ella y la internara en una de mis residencias de cuidados gerontológicos, a lo cual yo respondí que eso era imposible, que debíamos seguir un protocolo de ingreso, el cual consistía en una valoración geriátrica integral (V.G.I.), esto es: estudios de laboratorio, radiografías, valoración médica y si no había algún impedimento, entonces podríamos seguir con el procedimiento de internamiento.

Nuevamente les volví a pedir, me dieran la oportunidad de hablar con ella, para observarla y saber cuál era el problema, además les expliqué que ningún adulto mayor desea ser internado en una casa hogar o en una residencia de asistencia en contra de su voluntad.

Tras varios minutos de intercambiar opiniones entre ellos, aceptaron nos viéramos en la casa de una de sus hermanas, donde estaba «Triny»; eran pasadas las siete de la noche cuando abordé mi carro para ir hasta la casa de «Ary», la mayor de las mujeres. Durante todo el trayecto imaginé que la señora «Triny» era una mujer robusta como de un metro con cincuenta o sesenta centímetros; sin embargo, cuando llegué, realmente me sorprendió lo que vi, era una mujer delgada, muy delgada, como de cuarenta y cinco kilogramos, medía no más de un metro con treinta centímetros y sus canas eran plateadas.

Sus hijos llegaron hasta la sala y yo entré a la habitación donde ella estaba acostada sobre la cama, me miró con desprecio, coraje, recelo y rencor, antes de que yo hablara me dijo:

—No me importa escucharte, no quiero saber quién eres, ya sé a qué vienes, vienes por mí para encerrarme en un asilo —sin decir palabra alguna, la miré con una franca sonrisa, pero ella ni siquiera volteó a verme y continuó con sus reclamos a grito tendido— ¡¡¡¡Ustedes son unos malos hijos y malas hijas, quieren abandonarme en un asilo, como si yo los hubiera abandonado de niños!!!! ¡¡¡Me partí el lomo por ustedes, les dejé mi vida y ustedes miren como me pagan!!! ¡¡¡Son unos ingratos, malvados!!!

Como la puerta de la recámara estaba abierta, volteé hacia la sala y pude ver que todos estaban llorando, no podían creer que su madre los tratara así, pero ellos ya estaban cansados, agotados, deprimidos y no sabían que hacer.

Intenté hacerle alguna pregunta para romper el hielo, pero ella solo se concretó a decirme:

—Ni creas que me vas a convencer, mejor vete, todo lo que digas será inútil, yo no voy a aceptar que me saquen de aquí a la fuerza, ni muerta me sacas.

Salí un momento de la habitación y fui a platicar con sus hijos, les pedí de la manera más atenta me dejaran solo con ella, que mejor fueran a dar un paseo mientras yo me hacía cargo.

Nuevamente entré a la recámara y ella estaba sonriendo, de pronto, trató de incorporarse para sentarse, pero no pudo y dibujó un rostro de dolor profundo, traté de acercarme para ayudarla, pero ella no quiso, en eso comentó:

—Daría cualquier cosa con tal que me quiten este dolor, mi vida si quieren.

— ¿Cualquier cosa? —pregunté.

—Sí, cualquier cosa.

— ¿Qué estarías dispuesta a dar para que te quiten ese dolor?

—Lo que sea, lo que sea, hasta soy capaz de venderle mi alma al diablo.

Ni tardo ni perezoso repliqué:

— Pues yo soy Lucifer y hoy vengo por ti, porque yo tengo la manera de quitarte ese dolor.

«Triny» comenzó a reírse de una manera espontánea y natural, por primera vez en minutos me pareció que era una mujer feliz, me miró con mucha ternura y me invitó a sentarme a lado suyo.

—Dime, ¿es verdad eso que me acabas de decir? ¿Tú me garantizas que me quitarás el dolor?

—Sí, es verdad, nosotros sabemos cómo ayudarte a dejar de sentir ese dolor espantoso.

—Es que yo no quiero terminar en un asilo.

—Yo creo que nadie quiere terminar en un asilo, ni yo, pero déjame decirte, en mi residencia para adultos mayores donde vas a ir a vivir, te vamos a dar toda la atención que mereces, te vamos a ayudar a que ya no sientas más dolor, solo confía en mí por favor, te vamos a tratar como a una reina.

—Bien, ¿para cuándo me voy para allá?

—Cuando tú quieras.

—Pues ya.

Después de esa plática comenzamos a realizar los trámites para que «Triny» ingresara como inquilina de nuestra residencia, ahí durante toda su estancia pasó momentos maravillosos, dejó una huella profunda en la vida de todos los que la cuidamos, en efecto recibió el prometido tratamiento para el dolor, pudo caminar con la ayuda de un andador, sus hijos jamás la abandonaron y ella murió tranquila, sin dolor, feliz.

Argel Grille Chávez

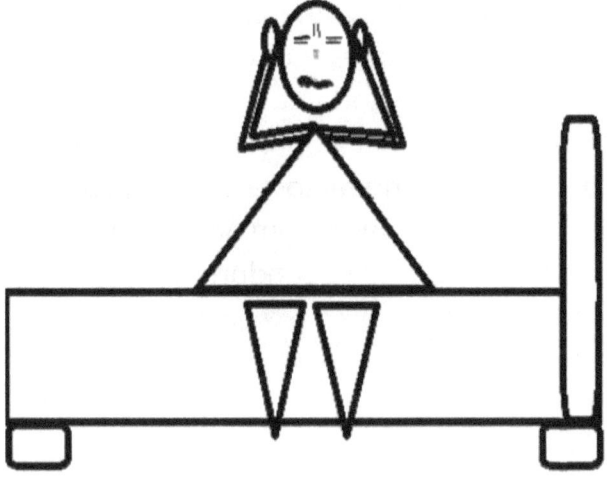

3
Respeta a los abuelitos

«Siempre es más valioso tener el respeto que la admiración de las personas».

Jean Jacques Rousseau

Desde mi perspectiva, «los abuelitos» son personas que ya han cumplido de una manera cabal y digna con sus deberes en esta vida; sin importar la condición en la cual hayan vivido, si fueron o no fueron personas moralmente correctas, el simple hecho de ser adultos mayores, eso los convierte en personas honorables y son dignas de respeto porque representan experiencia y sirven como ejemplo a las futuras generaciones.

Ignoro las razones por las cuales, nuestra sociedad actual, ha fundamentado una cultura de «ausencia de canas» y, además, considera que la vejez más que ser una bendición es una maldición e incluso, nuestro sistema político, económico y social considera que los ancianos son un estorbo, un problema o algo innecesario; sin embargo, existe una realidad innegable: algún día todos vamos a envejecer.

Según cálculos realizados por especialistas, se puede afirmar que, para el año 2050, en México habrá más de 20 millones de adultos mayores y no dudo, que tú, para esa fecha, seas parte de estas estadísticas.

Por esa razón me atrevo a preguntarte: ¿Cómo quieres ser considerado cuando seas un anciano? Tienes dos respuestas alternativas:

1.- Como un objeto, un estorbo, un problema.

2.- Como un ser humano digno, honorable y merecedor del respeto de los demás.

Creo que ninguno de nosotros quisiéramos ser tratados como un estorbo, por esa razón, los cuidadores de adultos mayores deben ser personas respetuosas. Pero ¿qué significa respeto? Una acepción de esta palabra que me encanta usar es la siguiente: «Consideración de que alguien es digno y debe ser tolerado». Por sí sola esta definición muy personal de la palabra respeto, expresa mucho.

Los adultos mayores son dignos, como todos los seres humanos, por el simple hecho de ser personas y merecen ser tolerados pues, definitivamente, ellos ya tienen perfectamente bien estructuradas y fundamentadas sus ideas y su visión de la vida. Lo más difícil en este mundo, no es tratar de hacer cambiar de manera de pensar a un adulto mayor, no porque sean tercos o necios, más bien porque están convencidos de dos cosas:

1.- Su visión de la vida es la correcta porque eso les ha dado resultados; precisamente por esto ellos son lo que son: ancianos.

2.- Su forma de pensar es la más apropiada porque sobre esta base, están sus pensamientos, han sustentado su visión de la vida, la cual es la correcta porque no solo les ha dado resultados, sino además les ha permitido sobrevivir a un sistema adverso.

Por otra parte, la tolerancia es la actitud de una persona que considera pacientemente las opiniones, ideas o actitudes de otras personas, en este caso los adultos mayores, aunque no coincidan con sus propias ideas y opiniones.

De todo lo anterior se desprende lo siguiente: el cuidador de adultos mayores no solo debe ser paciente y respetuoso, sino tolerante. Una de las características de los ancianos con los problemas varias veces citados, es la repetición de los ciclos de memoria o de vivencia en las cuales está viviendo en nuestro tiempo presente. Su tiempo de vida no es igual al mío, al tuyo, al nuestro.

Aparte de todo lo anterior, los adultos mayores con estos padecimientos también sufren crisis emocionales severas porque en ocasiones están recordando día a día experiencias amargas, como es el caso de la pérdida de un hijo, de un esposo, de una traición, de un engaño, de un maltrato y eso los hace sufrir profunda y amargamente. ¿Cómo vivirías tú, si día y noche únicamente vivieras en tu mente el recuerdo de un acontecimiento espantoso, cruel o despiadado en tu vida? El que sea, no importa si solo fue una corrección o cintarazo en tu infancia o si fue la muerte de un ser amado. Bueno, si logras imaginar cómo sería tu vida, si esto te pasara, entonces comprenderás más a «tus abuelitos» que están bajo tu cuidado.

Otro aspecto muy personal de la palabra respeto es: «Cumplir correctamente con mi deber». Quizás digas: El cumplir correctamente con el deber está más relacionado con la responsabilidad que con el respeto. Tienes razón, está más relacionado con la responsabilidad, pero cuando no cumplimos correctamente con nuestro deber como cuidadores, no solo estamos faltándole al respeto «al abuelo» sino también a la familia y peor aún, nos estamos faltando el respeto a nosotros mismos.

Existen quehaceres diarios en nuestra profesión las cuales, si no las realizamos en modo, tiempo y forma correcta, estamos faltándole el respeto a «nuestro abuelito»; ejemplo de algunas de estas faenas son:

1. Monitoreo de signos vitales
2. Cambio de pañales.
3. Muda de ropa.
4. Aseo personal y baño del paciente.
5. Medicarlo.
6. Alimentarlo.
7. Curar y desinfectar algunas heridas.
8. Limpieza de cama.
9. Aseo de la habitación.
10. Mantener limpia el área de trabajo.

Pongamos un ejemplo:

«TT» es una mujer de treinta años que fue contratada por la familia «K» para cuidar al señor «JK» quien además de sufrir de colitis y otros padecimientos gastroenterológicos, también padece algún tipo de demencia y no puede caminar porque tiene las caderas fracturadas; además es diabético e hipertenso y tiene fuertes escoriaciones en la piel y algunas llagas infectadas en la región lumbar, médicamente conocidas como úlceras por presión.

«TT» solo cuenta con la experiencia de haber cuidado a su papá «PP», quien quedó en coma por un accidente cerebrovascular y después de dos meses falleciera durante la guardia de «TT».

A «TT» no le gusta cambiar pañales, le parece indigno, incorrecto, antihigiénico y siente asco al hacerlo; todo esto provoca malestar emocional y mental en ella y, por lo tanto, cuando debe cambiar pañales lo hace de una manera brusca, descortés y a regañadientes.

El simple hecho de que «TT» cambie los pañales del señor «JK» en forma brusca y molesta, eso ya provoca dolor a su paciente y, este hecho es en si mismo una falta de respeto a todos los involucrados en el cuidado del señor.

Siguiendo con el ejemplo, a don «JK» le encanta escuchar canciones rancheras a un volumen considerablemente alto, eso lo motiva y lo mantiene de buen humor, pero a «TT» le incomoda ese tipo de música y además no soporta el volumen alto; por ello, por el simple hecho de creer tener el derecho de escuchar la música de su preferencia, sin considerar los gustos de su paciente, ella escucha a Beethoven porque cree que es mejor para don «JK».

Cada vez que esto pasa, el señor JK» comienza a gritar y a enfurecerse porque no lo dejan escuchar su música.

En esta situación «TT» también está faltando el respeto a todos los involucrados en el cuidado de don «JK», es por esto y muchas cosas más que afirmo: Respetar a los ancianos no solo es «considerarlo que es alguien digno y debe ser tolerado; sino también cumplir correctamente con mi deber de asistirlo y cuidarlo».

Antes de finalizar esta sección tengo una pregunta para ti: cuando seas un anciano y no puedas valerte por ti mismo, ¿cómo te gustaría que te cambiaran los pañales, te asearan, te bañaran, te alimentaran, te medicaran y te permitieran vivir? Bueno, así es la forma, el modo y el tiempo como tú debes tratar a «tus abuelitos» bajo tu cuidado.

Como lo he hecho en todos los capítulos, en este te platico la historia de «Rosa», ella sufría del mal de Alzheimer, en una etapa moderada.

Vendedora de caricias

En este caso voy a hablar de la señora «Rosa» ella era una persona muy bella, inquieta; cuando llegó a mi residencia ya padecía el mal de Alzheimer en una etapa moderada la recuerdo como «la vendedora de caricias» porque era una mujer muy alegre, le gustaba mucho bailar pese a su condición de haber sido una miembro de una congregación religiosa.

El equipo de trabajo que me ayuda en la residencia para adultos mayores y yo, tuvimos el honor de tenerla entre nosotros porque uno de sus hijos a cargo de atenderla tenía que salir de vacaciones y, de hecho, la cuidadora a su cargo también había salido de la ciudad.

Su hijo, el tercero para ser preciso, me comentó que ella era una mujer de un carácter muy estricto y formal, eso debido a la religión que había practicado durante muchos años y, recuerdo muy bien que, cuando entramos a la residencia para hacer el recorrido, escuchó hablar a «Teodora». «Teo» era una abuelita muy simpática. pero que tenía un léxico bastante florido, casi todo su lenguaje estaba compuesto por palabras altisonantes, pero las decía de una forma tan graciosa y natural que todos nos reíamos al escucharla; cuando «Don Alfonso» la oyó dijo:

—Disculpa, no creo que mamá pueda adaptarse aquí, no soportará la forma de hablar esa señora.

—No se preocupe, nada malo va a pasar, se lo garantizo —respondí.

—Pues ni hablar —respondió «Don Alfonso», pero ustedes son la mejor opción; de hecho, ella se va a quedar solo el tiempo que yo esté de vacaciones, cuando regresemos, nos llevamos a mi mamá y gracias por aceptar cuidarla.

En eso quedamos y al día siguiente «Don Alfonso» y otras personas, al parecer sus hermanos, llegaron con la señora «Rosa». Así comenzamos a tratarla y conocerla y, efectivamente, era una persona muy seria, culta y educada.

Estábamos en ese proceso cuando descubrimos que a «Rosa» le encantaba la música y en sus momentos de lucidez, que la mayoría de los pacientes con este padecimiento tienen, nos pedía la canción: «Vendedora de caricias».

Cada vez que ella escuchaba esta canción, sin dudarlo se ponía en pie y comenzaba a bailar, en aquel entonces yo estaba a cargo de su cuidado y nos poníamos a bailar. Era una anciana muy alegre y llena de vida.

Todo nuestro equipo de trabajo pasó bellos momentos con «Rosa», ella estaba con nosotros bajo el sistema de cuidado temporal, en lo que duraban las vacaciones de «Don Alfonso» un destacado abogado de la región.

Llegado el momento, «Don Alfonso» volvió de su viaje y, a decir de él, lo primero que hizo fue pasar por su mamá; así que entramos a mi oficina para liquidar todas las cuentas y en eso estábamos cuando de pronto se escuchó el grito de una mujer pidiendo auxilio y diciendo una serie de ofensas contra todos en los pasillos de la residencia.

El señor se incomodó de tal forma que solo pudo decir que definitivamente, desde su perspectiva, no era posible que su mamá siguiera viviendo en la casa porque no le gustaba la forma en que esa mujer hablaba. Los gritos de aquella mujer alteraron la tranquilidad de la casa, los abuelitos comenzaban a alterarse, el licenciado y yo fuimos a ver qué pasaba.

De hecho, yo sí sabía lo que ocurría, era la señora «Rosa» porque a ella no le gustaba que le cambiaran de pañales, por eso estaba tan alterada, ofendiendo a todos los cuidadores que querían atenderla, era una mujer muy fuerte pese a su complexión delgada.

Cuando «Don Alfonso» entró a la habitación de su madre quedó sorprendido al ver lo que ocurría, no daba crédito de que, ella, una mujer tan educada, culta y recatada hablara con esas palabras, tanto así que preguntó:

— ¿Qué te ocurre madre, por qué dices esas palabras tan horribles?, no lo puedo creer mamá. —Volteó a verme, su rostro estaba desencajado, asombrado— mil disculpas por el comportamiento de mi madre.

—No se apure licenciado, no se apure, eso es normal.

— ¿En serio?

—Sí, en pacientes con Alzheimer, siempre brotan algunas facetas violentas y ofensivas de su personalidad.

Así fue como «Rosa» se marchó de la residencia, dejando en nuestros corazones una huella de amor y libertad muy profunda.

Pero sobre todo de respeto; ella todo lo quería arreglar con abrazos y besitos, era apapachadora, tierna y muy alegre, siempre y cuando no intentaran cambiarle los pañales porque se volvía agresiva.

Después, como su mal fue avanzando, la persona que la cuidaba en su casa ya no podía atenderla porque era mucha carga para ella pues, definitivamente, «Rosa» necesitaba una atención integral especializada, la cual nosotros ofrecemos en nuestra residencia, es así como ella regresó como una paciente permanente.

En una ocasión, recuerdo bien, ella y yo comenzamos a bailar «Vendedora de Caricias», en eso comenzó a quejarse de un dolor muy fuerte en su cadera, la llevamos a su dormitorio y procedimos a explorarla, dándonos cuenta de que se había fracturado la cadera debido a su osteoporosis; los médicos la descalificaron para una cirugía por su edad y, desgraciadamente, ya no pudo seguir bailando pero, pese a estar en silla de ruedas, ella siguió muy feliz y cuando escuchaba «Vendedora de Caricias» alzaba los brazos y comenzaba a moverlos al son de la música.

Esta historia, como todas, también me dejó grandes enseñanzas, entre ellas, la del respeto a las personas, a su forma de ser, pensar, actuar, hablar, creer, imaginar y vivir. Descansa en paz «Rosa», seguro estoy que ahora sigues bailando allá donde estás.

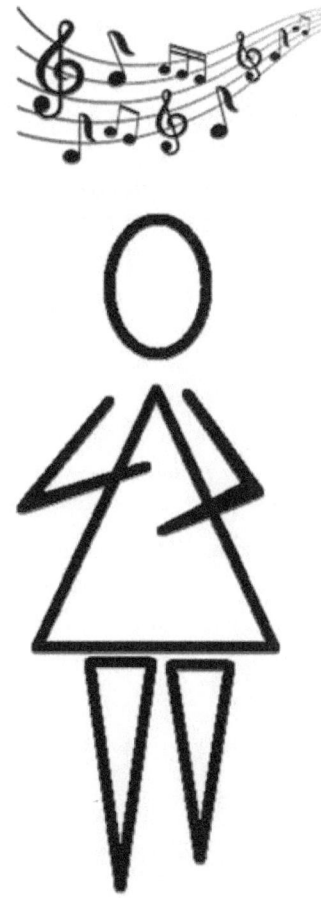

Argel Grille Chávez

Esta juventud es pasajera pronto envejeceremos.
Vive siempre dando lo mejor de ti todo momento.
Entiende: algún día también seremos ancianos.
Respeto y amor, palabras que vive el cuidador.

A.G.Ch

4
Calidad de vida

> *«La calidad de vida, es más importante que la vida misma».*
>
> Alexis Carrel

Por «Calidad de vida» entiendo que es un término que hace referencia a diversos aspectos como son sociedad, comunidad y también físico-mentales de una persona; por lo tanto, su significado es confuso ya que cuenta con definiciones sociológicas, políticas, médicas, económicas e incluso religiosas. Por otra parte, la calidad de vida está íntimamente relacionada con las condiciones de vida que un individuo tenga.

Por ejemplo, la calidad de vida en Noruega es completamente diferente a la calidad de vida en México ya que, los indicadores de desarrollo humano en aquel país son mucho mejores que en el nuestro.

La calidad de vida se evalúa analizando cinco áreas diferentes:

1. Bienestar físico (con conceptos como la salud, seguridad física).

2. Bienestar material (haciendo alusión a ingresos, pertenencias, vivienda, transporte).

3. Bienestar social (relaciones personales, amistades, familia, comunidad).

4. Bienestar emocional (autoestima, mentalidad, inteligencia emocional, religión, espiritualidad).
5. Desarrollo (productividad, contribución, educación).

Tal vez me preguntes: ¿Qué calidad de vida puedo ofrecer yo, como cuidador, a los adultos mayores a mi cargo?

Existen diversas formas en cómo nosotros, los cuidadores, podemos mejorar la calidad de vida de uno de nuestros ancianos:

La primera es protegiéndolos, atendiéndolos y respetándolos correctamente; las otras son mucho más participativas y humanitarias, estas son:

1. Terapia ocupacional.
2. Cariño-terapia.
3. Escucha-terapia.
4. Método de empatización.

El punto número cuatro lo analizaré más profundamente en el capítulo siete, donde estudiaremos la cualidad de ser empático, en este únicamente nos concentraremos en los primeros tres puntos de una forma sencilla y práctica sin caer en tecnicismos o vanas explicaciones innecesarias.

La Organización Mundial de la Salud define Terapia Ocupacional como:

«El conjunto de técnicas, métodos y actuaciones que, a través de actividades aplicadas con fines terapéuticos, previene la enfermedad y mantiene la salud, favorece la restauración de la función, cumple las deficiencias incapacitantes y valora los supuestos del comportamiento y su significación profunda para conseguir la mayor independencia y reinserción posible del individuo en todos sus aspectos: laboral, mental, físico y social. (Promoviendo el mantenimiento, desarrollo o recuperación de la independencia de la persona)».

Entiendo que los cuidadores no somos terapeutas ocupacionales, sin embargo, existen algunas tareas diarias que, aunque resulte repetitiva hacerlas, se puede enseñar a los adultos mayores a realizarlas.

Imaginemos a la señora «C» quien cuenta con 85 años y está bajo tu cuidado, ella no puede valerse por sí sola porque sufre de artritis, osteoporosis, hipertensión y ya presenta una breve atrofia muscular. ¿Qué le puedes enseñar a la señora «C» para que se mantenga ocupada? Bueno, tú como cuidador puedes enseñarle varias cosas que no impliquen un gran esfuerzo, como, por ejemplo: A escribir sus pensamientos, conseguirle un cuaderno y un lápiz y explicarle que este cuaderno es su diario y comience a narrar lo agradecida que está con su Dios. Tal vez y exista alguna resistencia al principio, pero estoy seguro de que, en determinado momento podrás conseguirlo. Pero ¿qué ocurre si no puede escribir porque no sabe o ya no tiene la fuerza para hacerlo?, bueno, y ¿por qué no ayudarle a escribir mientras ella te platica lo agradecida que está con su Dios?

Este es tan solo un ejemplo de cómo mejorar la calidad de vida de «tu abuelito» porque, debo reconocer que existen adultos mayores que, definitivamente no pueden hacer algo porque están imposibilitados, pues permanecen en un estado de inmovilidad desde hace varios años.

Bueno, si este es el caso, pregunto: ¿Por el simple hecho de estar postrado en cama sin poderse mover no debe estar bien vestido, correctamente bañado y aseado? La respuesta es sencilla, «el abuelo» tiene derecho a tener calidad de vida.

Por otra parte, la cariño-terapia puede considerarse como todas las acciones afectuosas, amorosas y cariñosas que un cuidador puede tener con el adulto mayor bajo su cuidado.

Recuerda, no es lo mismo decirle a la señora «C» buenos días que «buenos días preciosa, cómo amaneciste hoy» sin importar que tu paciente esté inmóvil.

Asimismo, la cariño-terapia ofrece a los adultos mayores esa sensación de ser aceptados, reconocidos, queridos, amados y estimados por alguien. Eso los alienta a continuar en el camino y, sobre todo, les aligera su carga porque se sienten acompañados por alguien.

El sentirse querido por alguien es la sensación más vital que un ser humano pueda sentir y, si esta persona está padeciendo de un malestar que le imposibilita, seguro estoy que con algo de aprecio, afecto y reconocimiento se sentirá mejor y así, su calidad de vida será aún mejor.

Por otra parte, existe un nuevo término que se llama escucha-terapia. Antes se le conocía como: «el arte de saber escuchar», pero resulta que, las raíces básicas de esta técnica son muy antiguas, al parecer su antecedente más remoto nació en las iglesias católicas, cuando los feligreses acudían al confesionario a ser escuchados por el sacerdote para ser perdonados por sus faltas y pecados. El escuchar a un adulto mayor también le ayudará grandemente; no tienes idea de cómo te conectará con «tu abuelito» si tienes la delicadeza de escuchar sus historias, sus anécdotas, sus comentarios, sus dudas, sus temores y también, por qué no, sus sueños.

Pero volvamos al ejemplo de que tú estás ayudando a la señora «C» a escribir su diario y la motivaste a contarte las razones del por qué está agradecida con su Dios, quiero decirte que con esta simple actividad estarás cumpliendo enfáticamente con los primeros tres tipos de terapias sugeridas en este capítulo. Ser un cuidador efectivo y eficiente, no importa si eres un cuidador primario o secundario, implica un gran compromiso porque es aquí, en esta actividad donde además de otras cosas también estarás sembrando para tu futuro, porque si siembras amor, afecto y servicio para con los adultos mayores, estarás cosechando para tu vida futura lo mismo.

En la siguiente sección te contaré la historia de «Esperanza», una mujer que puede ser emblema de lucha, porque pese a estar en estado de coma profundo, ella nos ha enseñado lo importante que es brindarle y ofrecerle calidad de vida a las personas.

«El sentirse querido por alguien es la sensación más vital que un ser humano pueda sentir y, si esta persona está padeciendo de un malestar que le imposibilita, seguro estoy que con algo de aprecio, afecto y reconocimiento se sentirá mejor y así, su calidad de vida será aún mejor».

A. G. Ch.

Bella durmiente

El de «Esperanza» es un caso especial, ella cuenta actualmente con más de 80 años, sus familiares contrataron el servicio de guardería, por lo tanto, solo estaba horas bajo nuestro cuidado.

Así continuó asistiendo a la residencia algunos meses, durante el tiempo que tuvimos el gusto de conocerla y platicar con ella, nos comentó que varios años trabajó como enfermera, al parecer del Seguro Social.

Un día llegaron a mi oficina sus familiares para informarme que ella había sufrido un accidente cerebrovascular y que estaba hospitalizada en terapia intensiva.

Esa noticia me impactó porque «Esperanza» era una persona muy educada, seria, responsable, respetuosa y formal; su amabilidad se sentía al instante de comenzar a platicar con ella. Algo que llamó la atención de todos los que laboramos en la residencia fue que siempre estaba perfectamente bien arreglada y aseada.

Desgraciadamente «Esperanza» continuó inconsciente y actualmente vive con nosotros en la residencia en estado de coma; su estancia es permanente y recibe por parte de todo el equipo de trabajo la asistencia, la atención, el cuidado y la protección necesaria para que continúe viviendo.

Para todo el equipo de trabajo, ella está descansando y es digna de recibir el mismo trato que todos nuestros abuelitos y, básicamente, ofrecerle la calidad de vida necesaria para seguir adelante.

Todas las mañanas platicamos con ella, la bañamos y le cambiamos sus pañales y ropa de cama, pero resulta que las personas a cargo de su cuidado tienen una buena práctica: Todos los días la peinan y la maquillan para que, si llega a despertar, al verse al espejo se vea maravillosa. Ninguno de los que laboramos en la residencia para adultos mayores hemos cuestionado esta buena y excelente labor, al contrario, la alabamos y fomentamos porque eso significa que, aparte de ser empáticos con «Esperanza» están dándole calidad de vida porque no por el hecho de que está en coma, ella tenga que estar descuidada y desalineada.

Algo muy importante que nos enseña «Esperanza» todos los días: es que las personas de la tercera edad, sea cual sea su situación o estado de salud física o mental, son dignas de respeto, atención, cuidado y de disfrutar una vida plena y satisfactoria. A ella se le nota en el rostro que está contenta y agradecida con nosotros, no porque seamos un equipo supersticioso o ignorante de las condiciones en que ella está, sino porque permanece tranquila, serena, segura. En varias ocasiones platico con ella y reacciona a mis palabras, eso nos da seguridad y tranquilidad de que todo lo que hacemos, ella no solo lo agradece, sino que también lo disfruta. Otra cosa que hemos aprendido de «Esperanza» es que todos los seres humanos tenemos derecho a tener calidad de vida, porque podríamos repetir una frase para mi muy absurda: «De todas formas está en coma, ni cuenta se va a dar», desde mi perspectiva, con más de quince años de experiencia cuidando personas de la tercera edad, puedo decirte que eso es falso, aún en estado de coma, el paciente siente y percibe lo que hacemos o dejamos de hacer por él o ella.

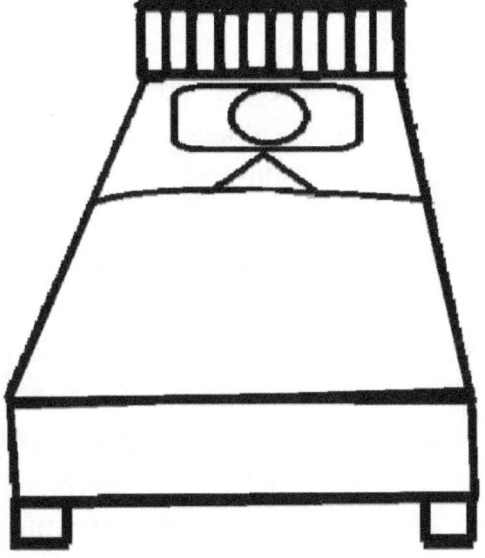

5

Ama a los abuelitos

> *«Ama y haz lo que quieras.*
> *Si callas, callarás con amor;*
> *si gritas, gritarás con amor;*
> *si corriges, corregirás con amor,*
> *si perdonas, perdonarás con amor».*
>
> San Agustín

Podemos hablar horas y horas discutiendo sobre cuál es el significado más correcto y apropiado para la palabra «amor»; preguntando: ¿Qué es?, si una virtud o un sentimiento; ¿cómo debe expresarse?, si espontánea o analíticamente. Para evitar palabras innecesarias, en «Gerontocomía, memorias de un cuidador» solo hablaremos de un tipo de amor, el que puede comprenderse y explicarse con acciones concretas. Estoy hablando del amor en acción, del que tiene un remitente y un destinatario; un emisor y un receptor, no del amor idílico, romántico, efímero o posesivo, sino de aquel que es entregado por alguien que está enfocado en otra persona en forma desinteresada, solo por el hecho de ser quien es y más cuando se trata de una persona imposibilitada por las diversas complicaciones de la edad para valerse por sí misma.

Decidí colocar en esta sección el tema del amor por una razón sencilla:

El amor es protector, no posesivo; el amor es atento, no maleducado; el amor es respetuoso, no déspota o prepotente; el amor da sin esperar recibir algo a cambio y, por lo tanto, llena de calidad la vida a quien recibe este tipo de amor. El amar a los ancianos es el más elevado acto filantrópico que pueda existir y a continuación te daré tres razones por las cuales lo sostengo:

1. Cuando alguien, por vocación y amor está cuidando a un anciano, lo que está haciendo es básicamente reconocer que esa persona es digna porque ha cumplido con su deber en este mundo.

2. Cuidar a un anciano, a diferencia de cuidar a un bebito, enfrenta al cuidador a lo que algún día será, esto es: un anciano. Mientras que, el cuidar a un recién nacido o a un niño, coloca al cuidador en lo que fue y, definitivamente, resulta más angustiante confrontarte a lo que serás que a lo que fuiste.

3. Los niños representan vida, esperanza y futuro; los ancianos representan sabiduría, alegría de vivir, felicidad, libertad y templanza; pero, la ancianidad, por más que desee negarlo, también representa la conclusión de todo, el camino final lleno de pesares, dolencias, desánimo y cansancio; por ello, el cuidador deberá animar y motivar a «su abuelito» a seguir luchando.

Por consiguiente, el acto de amor busca el bienestar de las personas porque, definitivamente, es una virtud centrada en las personas y no en el ego, no en lo que «yo» ocupa sino en lo que el otro necesita.

Existen algunas especies animales en cuya estructura social está incluido el cuidado de los miembros de mayor edad. Un ejemplo de esto son los lobos, esta especie coloca a los lobos «ancianos» (digámoslo así) al frente de la manada para que todos sigan su ritmo, de lo contrario, quedarían rezagados y serían presa fácil de otros lobos o de algún depredador; después de ellos, van por lo menos cinco machos fuertes, adultos; posteriormente los jóvenes, las hembras y los cachorros; al final cinco lobos adultos fuertes y por último el lobo alfa protegiendo la retaguardia. Lo más sorprendente de estos animales es precisamente el respeto evidente a los «ancianos» pues todos los siguen y van a su ritmo.

A eso me refiero cuando digo: amemos a nuestros abuelitos.

Durante todos estos años de cuidar a «los abuelos» he aprendido muchas cosas, entre ellas estas tres:

1. La mayoría de las personas de edad avanzada, por lo regular están tristes.
2. Muchos de los adultos mayores se sienten solos.
3. Casi todos los ancianos se sienten abandonados y despreciados.

Claro que cada uno de los «abuelitos» y «abuelitas» que he cuidado, también experimentan alegría por la vida, felicidad y saben disfrutar su edad pese a sufrir diversas enfermedades, sin embargo, eso no quiere decir que no sufran o se angustien.

A veces, en mi corazón siento la necesidad de preguntarle a los médicos que atienden a «mis abuelitos» lo siguiente: ¿Tendrá alguna pastilla que les quite la tristeza, la soledad y el abandono de sus vidas? Sé la respuesta, un «no» rotundo, pero tú y yo como cuidadores si tenemos esa medicina mágica que les quita estas y más perturbaciones de su alma: el «amor».

¿Cómo te sentirías tú, si por desgracia estuvieras lejos de tu hogar? Imagínate que estás preso, allá, en un reclusorio de máxima seguridad, donde tus seres amados ni siquiera pueden verte. ¿Cómo te sientes al verte así? Imagino que solo, triste y abandonado. Ahora bien, supongamos que de pronto un guardia te dice: estás libre, vete a tu casa, después de una odisea, por fin llegas hasta tu hogar. ¿Cómo te hace sentir eso? Acompañado, feliz y aceptado por quienes sabes, te aman.

El calor de hogar sana; el calor de hogar alivia todas las heridas, malestares y amarguras; el calor de hogar aligera las cargas. ¿Sabes por qué? Por el amor entregado y recibido, por ese amor objetivo, práctico, con nombre propio y apellido. Es por lo que debemos, como cuidadores, amar a «nuestros abuelitos» como lo que son: seres humanos.

Algunas características que he descubierto a lo largo de los años sobre el amor son las siguientes:
1. El amor dignifica.
2. El amor vivifica.
3. El amor entrega.
4. El amor libera.
5. El amor fortalece.
6. El amor alivia.
7. El amor honra.
8. El amor enaltece.
9. El amor sublimiza.
10. El amor acompaña.

Cuando tú das amor a «tus abuelos» no solo haces eso por ellos, también lo recibes porque el acto de amor es recíproco y remunerativo, esto es: regresa a ti como el mejor premio de vida que puedas recibir. Es imposible pensar en que alguien hace algo por amor, cuando los resultados son contrarios a lo que se espera recibir de amor. Permíteme explicártelo: Es improbable que alguien diga amar a sus hijos, si sus hijos están sufriendo, apagados, abandonados, olvidados. De igual manera con los ancianos, no puede creerse que un anciano es un ser amado si está allá, solo, triste y abandonado, en un rincón.

Dale Carnegie dijo: «El nombre de una persona es para ella el sonido más dulce e importante que pueda escuchar» por eso es importante que cuando te dirijas al anciano a tu cuidado, lo hagas por su nombre o por el mote que más le agrade a él. Por ejemplo, un señor que se llame Antonio y toda su vida le molesto que le dijeran Toñito, Toño, Toñis o Toñete. Lo más amoroso es decirle Antonio. Tal vez te preguntes: ¿Cómo puedo saber eso si mi paciente está en coma? Sencillo, preguntando se llega a Roma, algún familiar te va a informar cómo le gustaba que le llamaran a tu paciente, el problema es, tal vez, que no preguntas. Desde mi perspectiva, el cuidador gerontológico debe contar con una vocación inquebrantable y además practicar, como estilo de vida, un profundo amor al prójimo, porque es el prójimo, el semejante, quien tiene que recibir mediante acciones ese amor y te preguntarás: ¿Cuáles son esos actos de amor que tanto menciono? En todos estos años de experiencia como cuidador he aprendido que existen por lo menos quince actos de amor que son:

1. Dirigirnos a nuestros ancianos por su nombre o por el mote que más le agrade.
2. Consentirlos en sus gustos cuando esto sea posible, por ejemplo: darles de comer su platillo favorito o poner su música predilecta.
3. Jugar el rol social y familiar que ellos nos han conferido.
4. Hablarles con ternura y respeto.
5. Escucharlos, aunque siempre nos cuenten la misma historia.
6. Atender correctamente sus quejas.
7. Ayudarlos a ser felices.
8. Hacerles sentir personas necesarias y útiles.
9. Realizar nuestras labores de forma feliz y siempre alegres para inyectarles el deseo de continuar adelante.
10. Estar con ellos en sus momentos de crisis.
11. Dejarlos ser ellos mismos.
12. Ponernos en sus zapatos, ver la vida como ellos la ven.
13. Felicitarlos cuando hagan lo que deben hacer.
14. Desarrollar actividades enfocadas en ellos y no en nosotros.
15. Acompañarlos fielmente en su camino hasta que llegue la hora de su «buen morir».

Recuerda: amar es un verbo, no un sustantivo. El arte de cuidar ancianos no se trata de enseñar y corregir; la gerontocomía es más bien aprender y comprender y esto es «amar a los abuelos». Permíteme ahondar más sobre los puntos dos y tres. Tengo bajo mi custodia y cuidado a una abuelita a quien le encanta el mole, ella es feliz comiendo mole, puede desayunar enmoladas con queso rallado, comer pollo en mole y cenar una torta de mole; la verdad parece niña cuando le servimos mole, eso es porque le recuerda momentos felices de su infancia.

Por lo tanto, cuantas veces podemos darle de comer mole, se lo damos, eso es consentirla, nada más y nada menos, solo consentirla, porque su rostro cambia, se le dibuja una sonrisa hermosa y nos llena de felicidad a todos. Asimismo, tengo otra paciente que cree que yo soy su esposo, cuando escucha mi voz, desde lejos me grita y me dice: «Ya te escuché, sé que estás aquí, ven pronto a verme».

Cuando asomo el rostro por la puerta, veo cómo se llena de felicidad su cara, sus ojos brillan y se llenan de vida; me invita a comer y, por supuesto, como con ella, también platicamos sobre los hijos y de sus planes futuros, cuando comienza a quedarse dormida me toma de la mano y me pide no la deje hasta que se duerma y así ocurre.

El simple hecho de ver cómo sus ojos se llenan de luz y esperanza, como su cuerpo se vigoriza y vuelven las ganas de vida a esas dos mujeres cuando hacemos lo correcto, eso me llena de satisfacción y me devuelve la esperanza, además me confirma que estoy haciendo lo correcto, por las razones correctas y los motivos correctos y sé que así es porque, como dice mi gran amiga Mirna Rocío Carmona: «Sabemos que estamos haciendo lo correcto cuando los resultados son los correctos». Así que si tú estás cuidando a «un abuelito» o a «una abuelita» no dudes en llenar de amor sus vidas porque la vida te recompensará con amor.

A continuación, te contaré la historia de «Don Rufino», un hombre que me enseñó el significado que el amor debe ser demostrado con acciones y no con palabras.

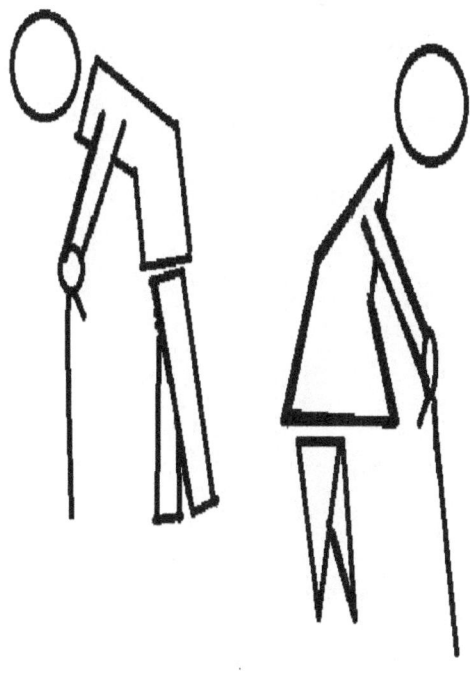

«Amor sembraré sin dudas,
por este fértil sendero;
cosechar amor espero
de las almas sesudas.
Con vidas nobles desnudas
envejeceré sin penas…
mis canas serán amenas,
mis ojos, ventanas limpias,
mis sonrisas carilimpias
y mis tristezas ajenas».

Ricardo Jiménez Reyna

Arrieros somos

A él lo conocí hace ya varios años, aún podía valerse por sí solo, tendría como unos 76 o 78 años; llegó a la residencia a pedir información de nuestros servicios y realizar un recorrido por nuestras instalaciones. «Don Rufino» fue un destacado empresario de la localidad, era alto, delgado, siempre bien vestido y muy elegante, a mí me impactó verlo parado en el recibidor de la residencia; sin embargo, pese a toda esa imagen de autoridad y poder que tenía, él era un hombre muy humilde, sencillo y amable.

—Verá usted joven —dijo «Don Rufino» —estoy buscando un lugar en el cual pueda vivir sin complicaciones el resto de mi vida y, llegado el momento, pues aquí voy a llegar.

—Muy bien señor —respondí— aquí lo estaremos esperando.

No logro recordar cuanto tiempo transcurrió desde aquella visita hasta el día en que decidió que era el momento de instalarse de tiempo completo en nuestra residencia.

Lo primero que hizo fue saludarme y decir:

—Lo prometido es deuda joven amigo y aquí estoy.

«Don Rufino» sufría de una enfermedad terminal, sin embargo, estaba lleno de vida, esperanza, amor y fe; parecía que había sido un buen hombre, padre, esposo, amigo y hermano; sin embargo, la mayor parte del tiempo que estuvo con nosotros, sus hijos y familiares casi no llegaban a visitarlo.

Durante varios meses, él y yo entablamos una excelente amistad, prácticamente yo era algo así como su asistente personal, en una de esas tantas noches, él me pidió le hablara a su notario y que, por favor, nadie se enterara de esa visita porque era muy importante.

Después de que el notario platicara con él, «Don Rufino» estaba algo molesto con sus hijos porque a ellos solo les interesaba el dinero, prácticamente todos estaban solo esperando la muerte de su padre para cobrar la herencia; sin embargo, jamás imaginaron la sorpresa que «Don Rufino» les tenía preparada.

En una noche en que platicábamos sobre la vida, él me comentó:

— ¿Recuerdas cuando mandé llamar al notario?

—Claro que lo recuerdo.

—Cambié mi testamento.

— «Don Rufino», creo que eso no me lo debería estar platicando, son cosas muy privadas y personales.

—Argel —me dijo sin dudar— tú eres el mejor de mis amigos, confío en ti.

—Muchas gracias —respondí.

—Mis hijos piensan que se las voy a poner fácil, pero no.

— ¿Por qué dice eso?

—Porque creo que los maleduqué.

— ¿Cómo dice eso?

—Esos son mis pensamientos.

—Para mí, usted fue un excelente padre, al menos esa idea tengo por todo lo que hemos platicado.

—Cuando viví en mi casa, ellos llegaban solo para ver que se robaban.

—¿Está usted completamente seguro de eso? —pregunté asombrado.

— ¡Claro!, tan seguro que me llamo Don Rufino Negrete.

—A ver, platíqueme por qué está tan seguro.

—El mayor de todos ellos se robó toda la platería de la casa, la que le sigue, cargó con todos los floreros antiguos que tenía y el más chico se llevó muebles muy valiosos, parecían hormiguitas.

—Pero usted ¿qué hizo? ¿Por qué se los permitió?

—Porque yo tengo factura de todas las cosas que se llevaron, son mías, si yo quisiera los acusaba de robo, pero no, mejor les tengo una sorpresa.

—Caramba «Don Rufino» me asusta.

—No es nada malo, bueno, para mí, tal vez para ellos sí lo será.

—Válgame Dios, pero ¿qué hizo?

— ¿Recuerdas cuando el notario vino por segunda ocasión?

—Claro, vino acompañado con otros dos caballeros.

—Qué bueno que lo recuerdas mi buen amigo.

— , uno creo que era el Obispo y otro parecía abogado o algo así.

—Sí, uno era el Obispo, el otro se apellida Calvo, es mi ejecutivo de cuentas en el banco.

—Imagino para donde va todo esto, y pensar que yo dije que el Obispo había venido para darle su bendición y absolución.

—Pues casi, casi Argel.

—Sigo sin entender.

—Tenme paciencia, ya sabes cómo somos los viejitos.

—No se diga viejito.

—Ya estoy viejo Argel, que, apoco no me ves.

—Ya le he dicho que usted no está viejo, usted es un adulto mayor, viejos los cerros y aún reverdecen, viejos los zapatos y los seguimos usando.

—Bueno, como quieras, resulta que cambié mi testamento y también los beneficiarios de mis cuentas bancarias.

—Caramba, eso sí que es una verdadera noticia, no me lo imaginaba.

—A mis hijos les dejo todas las cosas que me robaron, en el testamento les adjunto cada factura, una por una, para que no digan que eso se los regalé o algo así.

—Las propiedades ¿a quién se las dejó? —pregunté asombrado.

—El rancho se lo dejé a Eusebio, el hijo de Manolo, el capataz, quien era mi amigo y que, por desgracia, falleciera el año pasado. El predio de Chapultepec se lo dejé a la asociación civil que mi esposa y yo fundamos, junto con algo de dinero para que construyan algo o lo vendan y saquen más dinero. La casa se la dejé a la Iglesia donde asisto, por eso vino el señor Obispo para que supiera, y las cuentas de banco ¿a quién crees que se las dejé?

—No me imagino.

—A las hermanas de la caridad que van a la iglesia donde asisto, ellas tienen un orfanatorio donde viven más de ciento cincuenta niños.

—Ahora sí creo que se va a ir al cielo «Don Rufino».

—Eso espero porque en el infierno está mi compadre Paco, aunque arrieros somos y en el camino andamos, él y yo fuimos tremendos, hicimos muchas travesuras, por eso espero que me vaya al cielo porque juntos somos cosa seria —comenzamos a reírnos y seguimos platicando, en eso, me dijo:

—Préstame tu mano —en ese momento yo pensé que ya estaba a punto de morir— necesito que me rasques la espalda, tengo mucha comezón.

—Claro que sí —respondí con alegría.

—Antes de que otra cosa pase, sé que estoy muriendo, es más, creo que a mañana no llego, por favor, si me quedo dormido no me dejes solo.

—Tenga por seguro que aquí voy a estar.

Aquella noche la pasé junto a «Don Rufino», puse la música que tanto le gustaba, me senté a un costado de la cama y tras quedarse dormido, lentamente dejó de respirar y falleció.

Estoy completamente seguro de que, donde esté, podrá decir que arrieros somos y en el camino andamos y algún día nos vamos a encontrar.

Argel Grille Chávez

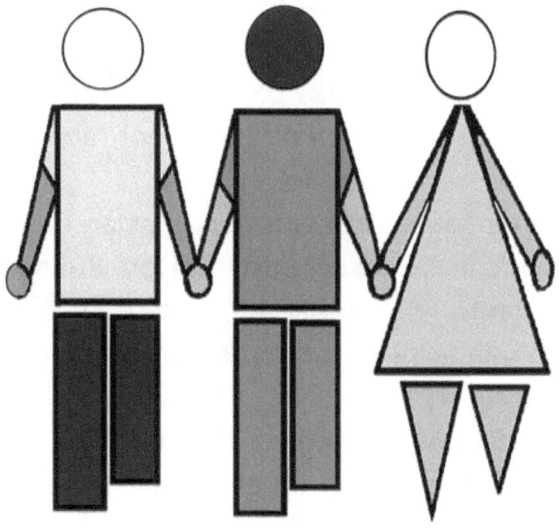

6
Sensibilízate

> *«Cuando uno está atento*
> *a todo, se vuelve sensible,*
> *y ser sensible es tener*
> *el sentido de la belleza».*
>
> Jiddu Krishnamurti

Con este capítulo comienza la segunda parte del libro; en los primeros cinco capítulos expliqué, básicamente, las operaciones que debe realizar con los adultos mayores una persona dedicada al cuidado gerontológico; en los subsiguientes hablaré de las aptitudes que esta debe tener o desarrollar.

Como lo habrás notado, en las secciones anteriores siempre comienzo tratando de definir las palabras que utilizaremos, ignoro si es una manía o qué será, alguien dice que es cuestión de estilo, pues bien, el presente y los subsiguientes no serán la excepción, por eso transcribo literalmente la definición de sensibilidad que encontré en un diccionario:

«Cualidad para percibir sensaciones a través de los sentidos, o para sentir moralmente. Capacidad o propensión natural de las personas a emocionarse ante la belleza y los valores estéticos o ante sentimientos como el amor, la ternura o la compasión».

Por otra parte, la sensibilidad también es la capacidad de sentir compasión, afecto, cariño y aprecio por uno mismo y otra persona, por lo cual, esta cualidad es necesarias para el ejercicio del oficio de cuidador porque, al no tenerla ni desarrollarla, es muy riesgoso para el cuidador mismo y «el abuelito» o «la abuelita» a su cargo; además, dedicarse a este oficio sin sensibilidad, resulta nada ético.

Te preguntarás ¿Por qué?, bueno, por tres razones:

Primera: ser insensible como cuidador gerontológico es indigno y de alto riesgo porque no solo eres incapaz de empatizar con «tu abuelito», sino también, no sabes cómo ayudarlo a sentirse mejor y a ser feliz, porque no lo entiendes. Recuerda, normalmente una persona insensible a la necesidad humana es egoísta y eso es lo que menos puede ser un cuidador gerontológico.

Segunda: ser insensible como cuidador gerontológico es antiético y de alto riego porque puedes sufrir diversas enfermedades relacionadas con el estrés debido a que no eres capaz de manejar y controlar tus emociones y sentimientos porque caes muy fácilmente en lo que yo llamo: «El colapso del cuidador», también conocido como «el síndrome del cuidador quemado» o «burnout». «El colapso del cuidador» es un síndrome que provoca cambios de estados de ánimo en el carácter del cuidador que lo orillan a desatender y maltratar a «los abuelitos».

Tercera: ser insensible como cuidador gerontológico es de alto riego porque al llegar a este nivel, esto significa que todo comenzó como indiferencia, esto es, un mecanismo de defensa para no sufrir cuando otra persona sufre o se duele.

Es importante que recuerdes: la insensibilidad de un cuidador no es por temor al sufrimiento sino más bien a no saber manejarlo.

Al trabajar cuidando personas de la tercera edad, debes estar consciente de que, en cualquier momento, «tu abuelito» o «abuelita» va a fallecer y por lo tanto debes estar listo para ese evento inevitable; sin embargo, eso no significa que tienes que ser insensible, al contrario, debes sensibilizarte para poder expresar por lo menos gratitud hacia quien te dio la oportunidad de conocerle y cuidarle.

Nuestra profesión no está relacionada con el buen vivir, más bien con el buen morir, ¿por qué? Porque nuestros pacientes ya están dentro de un proceso de fallecimiento. ¿Qué significa: proceso de fallecimiento? Desde que nacemos comenzamos a morir, creo que eso es una verdad absoluta, pero conforme pasan los años, el cuerpo se desgasta más y más hasta llegar al instante mismo de la muerte. Algunos mueren jóvenes, otros en edad madura, pero varios, mueren ya entrados en años.

Sobre la base de la información revelada por el Instituto Nacional de Estadística y Geografía (INEGI por sus siglas en español), la esperanza de vida en México en 2016 fue de 75.2 años, esto quiere decir que, en promedio, los mexicanos vivimos hasta los 72 y los 76 años edad y te preguntarás: ¿Qué tiene que ver esto con mi oficio de cuidador y sobre todo con que sea o no sea sensible?

Considera lo siguiente: La mayoría de los adultos mayores que ocupan los servicios de un cuidador profesional son personas con una edad promedio entre los 80 y los 100 años, lo cual quiere decir que siguen vivos por varias razones, tal vez porque se resisten a morir, quizás por la buena vida que llevaron, tal vez porque aún no cierran ciclos; ignoro las razones por las cuales algunas personas mueren más jóvenes que otras o más ancianas que otras; lo que sí sé es que a nosotros nos toca la tarea de cuidarlos.

Otros datos interesantes proporcionados por INEGI son: en México, en el 2015, vivían 94.6 hombres por cada 100 mujeres y 124 hombres morían por cada 100 mujeres, lo cual significa que en nuestro país no solo nacen y viven más mujeres que hombres, sino que también mueren más hombres que mujeres lo cual significa que, definitivamente, tendremos más «abuelitas» que «abuelitos» a nuestro cuidado y esto: ¿Qué representa para ti como cuidador? Bueno, antes de contestar de lleno la pregunta anterior, quiero comentarte que en la República Mexicana la mujer tiene mayor esperanza de vida que el hombre, por lo menos un dato duro es suficiente, en 2015 la esperanza de vida de los hombres era de 72.3 años mientras que el de las mujeres fue de 77.7 años. Ahora sí, a responder a la pregunta: Tú, como cuidador profesional debes sensibilizarte porque las mujeres son más sensibles y cuando hablamos de «las abuelitas» estamos hablando de una sensibilidad profunda. Con respecto a esto último puedo asegurarte de que, investigaciones recientes indican que, la sensibilidad diferencia a las personas que son sensibles, sentimentales, estéticas y tiernas de las que son utilitarias, objetivas, poco sentimentales y duras de carácter, lo que influye en el comportamiento general y que, las mujeres son más sensibles que los hombres.

Por lo tanto, considero importante aconsejarte que ejercites tu sensibilidad seas hombre o mujer porque, como cuidador, utilizarás esta herramienta todos los días, a cualquier hora durante tus labores.

Pero te preguntarás: ¿Cómo puedo ejercitar mi sensibilidad? A continuación, te daré una lista de actividades que pueden ayudarte a esta labor:

Aprovecha tu tiempo libre en las siguientes actividades:
1. Contemplar obras de arte.
2. Asistir a obras de teatro.
3. Practicar alguna actividad espiritual.
4. Involúcrate en labores con fines filantrópicos.
5. Asiste a clases de danza, teatro o declamación.
6. Acude a conciertos musicales.
7. Diviértete con tus amistades y familiares.
8. Aprende a escuchar a quienes te rodean.
9. Busca a alguien que pueda escucharte.
10. Atrévete a tener un o una terapeuta.
11. Vuélvete un contemplador.

Antes de concluir este apartado permíteme decirte lo siguiente:

Ser una persona sensible jamás será sinónimo de una persona débil, temerosa, melancólica o angustiada; al contrario, más bien en la sensibilidad está la fuerza, la confianza, la alegría, la paz y la tranquilidad porque eres capaz de dar y expresar fe, esperanza, amor y compasión y, a medida que das y expresas todo esto, tú también recibes porque, aunque parezca una frase hecha: «Cosechamos lo que sembramos».

Por último, quiero aclararte que la historia con la cual cierro este capítulo está basada en una de mis «abuelitas» que abrió mis ojos para poder ver las oportunidades de la vida y ser sensible ante los demás.

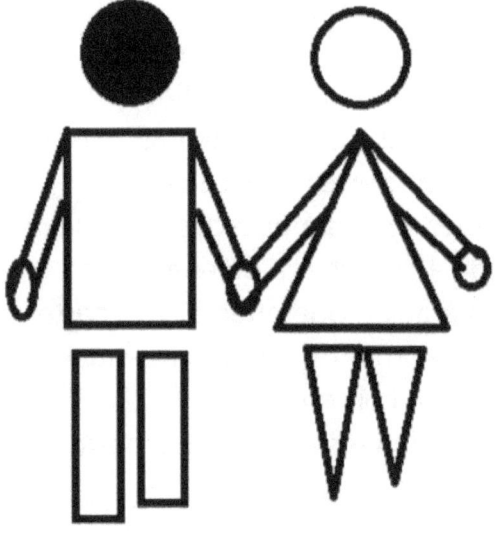

Tú necesitas de mí

Cuando digo que «La Señora García» cambió mi vida es porque, literalmente, lo hizo; ella tenía un albergue para niñas al sur de Ensenada, mi ciudad natal y por eso, teníamos muchas cosas en común, por lo cual entre nosotros creció y floreció una sólida amistad. Era una mujer muy enérgica, exigente y crítica con quienes le rodeábamos.

Debido a su avanzada edad, ella padecía uno de tantos tipos de demencia y otras complicaciones relacionadas con este grupo etario; pese a esto, sus lapsos de lucidez eran amplios y prolongados, de ahí que recibí de su parte infinidad de consejos y recomendaciones para perfeccionar no solo mis técnicas de cuidado, sino también los servicios que ofrecen mis residencias a los adultos mayores.

Ella me dio la idea de ofrecer no solo el servicio de estancia permanente, sino también el de guardería y el de tiempo limitado, lo cual nos ha permitido contar con la innovación y creatividad torno a la visión que tenemos: ofrecer calidad de vida a los adultos mayores en esta etapa de su existencia.

Sus comentarios, muy sabios, y exigencias, nos ayudaron a fortalecer nuestra sensibilidad, porque al final de cuentas, nosotros nos debemos a ellos, a «los abuelos», quienes son la razón de ser del oficio del cuidador. Debido a diversos problemas de salud y complicaciones propias de la edad, fue necesario trasladarla a un hospital en Estados Unidos.

Antes de mudarse de localidad, me dijo:

—Hijito, por favor, te suplico no me vayas a abandonar nunca, quiero morir aquí, en esta casa, donde he sido muy feliz, por favor, promételo.

—Te lo prometo.

—Gracias corazón —respondió con una amplia y bella sonrisa.

Meses antes que fuera trasladada a aquel lugar, ella pidió hablar conmigo porque estaba muy molesta con los cuidados que le estaba brindando uno de nuestros compañeros.

A mí me gusta atender de forma personal las quejas de los pacientes internados en la residencia por varias razones, entre ellas, porque de esa forma puedo evaluar la intensidad del problema; cuando llegué la noté algo molesta.

— ¿Qué ocurre «Señora García»? —pregunté.

—Contigo quiero hablar, fíjate bien lo que te voy a decir, creo que te conviene.

—De que se trata.

—Se trata del joven que me pusiste como cuidador.

—Dime.

—No está cumpliendo correctamente con su trabajo.

— ¿Me podrías decir en qué está fallando?

—Sí, te lo voy a decir, pero necesito que él también lo escuche, para que mejore la calidad de su atención.

Como mi política de atención y servicio a los adultos mayores que viven en mis residencias es, sobre todas las cosas, que «los abuelitos» siempre están primero, mandé llamar al joven cuidador. «Pedro» llegó inmediatamente y se sorprendió que yo estuviera en la habitación hablando con «La Señora García».

—Buenas tardes «Pedro».

—Buenas tardes Argel, para que soy bueno.

— «La Señora García» quiere hablar contigo.

— ¡Ah!, es usted la que quiere hablar conmigo, ¿qué ocupa?

Ella volteó a verme como diciendo: ¿Te das cuenta?

—Creo que voy entendiendo la situación, ¿qué deseas decirle a «Pedro»?

—Lo primero que tengo que decirle es que yo no necesito de ti hijito, tú eres quien necesita de mí, porque si yo no estuviera aquí tú no tendrías este trabajo tan bello.

«Pedro» quedó desconcertado.

— ¿Por qué me dice eso?

—Porque tú eres muy insensible, muy frío, nosotros, las personas ya mayores, necesitamos mucho amor para seguir adelante.

—Así es —dije.

—No sé de qué me está hablando señora. —respondió Pedro.

—Ayer te pedí me cambiaras el pañal.

—Y se lo cambié señora.

—Sí, pero tú solo respondiste: Sí, ya sé, voy a tirar la basura y regreso a cambiarle los pañales.

—Pero ¿qué tiene de malo eso? Tenía que tirar la basura y al final de cuentas le cambié el pañal.

—Sí, lo cambiaste, muy molesto, por cierto, pero ese no es el punto.

—Bueno, entonces ¿cuál es el punto?

—Qué yo soy más importante que la basura y valgo mucho más que una llamada o lo que hagas con tu celular o que tus labores, yo soy lo más importante hijito.

—Ahora sí, me queda muy claro.

—Mira Argel, sí él me hubiera dicho con amor o respeto: sí madre, voy y regreso, no tardo nada, solo voy a la cocina a dejar esto y por otra bolsa para la basura; te juro que lo hubiera entendido, pero así de seco no, me haces sentir mal con sus respuestas.

Este comentario, no solo me hizo reflexionar sobre la atención que le estábamos dando a nuestros «abuelos» y «abuelas», sino también me motivó a tomar decisiones trascendentales que generaron cambios de actitud en todo el equipo de trabajo incluyendo a Pedro.

Después de su traslado al hospital en Estados Unidos para que la atendieran de su problema respiratorio, habían pasado ya varias semanas, cuando una de sus hijas me habló por teléfono para comentarme que estaba muy preocupada por su mamá. La salud de «La Señora García» empeoró considerablemente a partir de su llegada a aquel hospital, según su hija, ella no era feliz y eso le provocó diversos malestares.

Como le prometí a ella que no fallecería en Estados Unidos, porque consideraba que no era el mejor lugar para morir; gustoso fui a ver cómo estaba y, además, todos sus hijos me dieron la autorización de que, si yo consideraba necesario regresarla a Ensenada, así lo hiciera.

Llegando al hospital donde estaba internada, al verme sus ojos brillaron de alegría y esperanza, me vio como su roca de salvación y lo primero que dijo fue:

—Hijito, por favor sácame de aquí, no aguanto más, por favor, llévame contigo.

Eso fue más que suficiente para mí, así que comencé a realizar los trámites necesarios para concederle su deseo, en eso estaba cuando me dijo:

—Fíjate bien lo que van a hacer —en inglés le pidió a la persona que la cuidaba, por favor la llevara al sanitario.

La cuidadora se acercó a la cama y comenzó a preparar la grúa para atención de ancianos con discapacidad, le colocó el arnés y lo sujeto a sus piernas y brazos para después, lentamente, alzarla de la cama, aquella escena fue humillante para mí y también para ella.

Como llevaba la bata de hospital puesta, cuando la cuidadora la alzó, lo primero que ocurrió fue que su región glútea quedó a la intemperie, ella riendo me dijo:

—Mira hijito, parezco vaca o caballo, mira cómo me llevan.

Eso provocó la carcajada de ambos, la cuidadora no entendía, para ella, estaba haciendo lo correcto, lo que marcan los manuales, pero esa técnica es fría, sin emociones, sin sentimiento. Cuando terminó de hacer lo que tenía que hacer en el sanitario, solo me pidió:

—Vámonos de aquí.

Todo estaba listo para irnos, en eso llegó el camillero con la silla de ruedas y la cuidadora, para no tocarla y meterse en un problema, volvió a hacer la maniobra con la grúa y, además nos acompañó hasta el estacionamiento, al llegar donde tenía mí vehículo, la cuidadora intentó ponerle nuevamente el arnés, pero ella no quiso, solo me pidió que por favor yo la metiera al carro.

—No, tú no —le dijo en inglés «La Señora García» a la cuidadora— que él me levante y me meta al carro, solo para que aprendas como tratar a una anciana.

Yo, utilizando la técnica apropiada para levantar a cualquier anciano de una silla de ruedas, le pedí me abrazara mientras yo la estrechaba fuertemente de la espalda, no antes sin pasar por debajo de sus brazos los míos y la sujeté de la cintura para poder avanzar con ella hasta el asiento del carro., en eso dijo:

—Esto es a lo que me refiero cuando digo que nadie como los mexicanos para cuidar a una anciana.

—Sí, los mexicanos somos mejores cuidadores.

—Claro, es más calor humano, músculo fuerte, un abrazo, un apapacho.

Así, nos vinimos platicando sobre diferentes temas todo el camino desde el hospital hasta Ensenada, durante el trayecto hicimos varias paradas estratégicas, entre ellas a una frutería para comprarle las frutas de su gusto, así como jugos y dulces que a ella le encantaban, me agradeció lo que estaba haciendo por ella porque sabía que ese servicio era un acto de amor, por fin llegamos hasta la residencia y ahí, todos la recibieron de maravilla. Lo primero que nos pidió aquella noche fue una taza con café, al servírsela ella comentó que aquel sí era café, porque café que no quema «el hocico» no es café. Sin embargo, yo sabía que tal vez esa noche sería la última que pasaría con ella porque su salud ya estaba muy deteriorada, hubo un momento en el camino en que sus ojos comenzaron a nublarse, su rostro a empalidecer y sus labios a tornarse de un color más obscuro; fue así como «La Señora García» se fue.

7
Empatiza

«No pregunto a la persona herida cómo se siente. Yo mismo me convierto en la persona herida».

Walt Whitman

La empatía, según el Diccionario de la Real Academia Española de la Lengua, es la capacidad de «identificarse con alguien y compartir sus sentimientos»; desde mi perspectiva es algo así como vivir plenamente aquel principio bíblico que dice: «Gozaos con los que se gozan; llorad con los que lloran».

Este tema me encanta porque en esta intensa y bella profesión es elemental, esencial y muy necesario ser empático ya que es, mediante esta cualidad, que pueden aplicarse diversas técnicas para motivar al adulto mayor a seguir realizando actividades tan sencillas como alimentarse correctamente o mantenerse despierto pues, por más sencillo que parezca el hecho de ingerir alimentos, es sabido que los adultos mayores con problemas de demencia relacionadas con la edad, en ocasiones, no solo se niegan a comer, sino también presentan otros síntomas como son cambio de humor y su personalidad tiende a volverse más pasiva, depresiva, ausente y agresiva.

En esta sección estaremos analizando algunos recursos a las que yo llamo «técnicas empatizadoras» o «método de empatización» para poder motivar y persuadir a «los abuelitos» no solo a realizar algunas actividades como lo indiqué en párrafos anteriores sino también, a modificar conductas, actitudes e incluso formas de pensar.

Las principales «técnicas empatizadoras» que hasta el momento he utilizado para persuadir a «mis abuelitos» y «abuelitas» son las siguientes:

Técnica del personaje: La mayoría de nuestros pacientes viven una realidad propia, completamente diferente a la nuestra; ahí nosotros los cuidadores o familiares podemos ser dos tipos de personajes: los invasores o los coprotagonistas, si nos comportamos indiferentes ante esta realidad, nos volvemos invasores, pero si seguimos el rol asignado por «el anciano o la anciana nos convertimos en coprotagonistas en su realidad.

Técnica del vendedor: Al desarrollar esta técnica, el cuidador hace la labor de un vendedor que persuade a su paciente.

Con «El Vendedor» he podido hacer cambiar de opinión y puntos de vista a varios de los adultos mayores bajo mi cuidado, sobre todo cuando se niegan a bañarse, comer, dormir o tomar sus medicamentos. Técnica del motivador: El cuidador hace el papel de motivador, asume una actitud optimista, alegre, cordial y simpática ante situaciones en las cuales «los abuelitos» y «las abuelitas» caen en estados de depresión o tristeza; de esa forma podrá animar a los adultos mayores bajo su cuidado a seguir adelante en el camino. Pero te preguntarás ¿Cómo puedo ser más empático con los ancianos bajo mi cuidado? Según los expertos, existen ocho claves básicas para desarrollar nuestra empatía, estas son:

1. Siente de forma auténtica una preocupación por el sufrimiento ajeno, así como el deseo de mejorar el bienestar de los demás.

2. Fortalece tus habilidades de compasión, entendiendo por esta última palabra como: la emoción encargada de proveer un sentir compartido del sufrimiento, combinado con un deseo de aliviar este sufrimiento y de mostrar bondad y amor por aquel que está pasando por la dificultad.

3. Vuélvete más cooperativo y fomenta la colaboración entre las personas que te rodean, con el fin de mejorar la calidad de vida de todos los participantes.

4. Desarrolla el hábito de practicar la atención plena e integral, de esa forma podrás estar más susceptible y sensible no solo de las necesidades de tus «abuelitos» sino también de su sentir, de sus cambios de humor y de conducta, de esa forma lograrás comprenderlos mejor.

5. Responsabilízate de tus acciones y no culpes a los demás de tus errores, fallas o insensibilidad, porque solo así lograrás corregir correctamente y, sobre todo, escucha cuando alguien te haga ver las áreas ciegas de tu persona porque normalmente tienen la razón.

6. Actúa a favor de la igualdad y la equidad, solo así lograrás comprender el valor y la dignidad que todas las personas tenemos porque todos somos iguales, compartimos una misma naturaleza.

7. Cuando trabajas cuidando adultos mayores, es importante que consideres que ellos, desde su perspectiva, se consideran personas olvidadas, desechadas y despreciadas por sus familiares porque ellos, «los abuelos» creen ser un estorbo. Debo reconocer que en «ocasiones» como

la mayoría de los familiares desconocen cómo cuidar a sus ancianos, lo anterior no solo es una simple idea de «los abuelitos» y «las abuelitas» sino una realidad cruel, pues algunos familiares son impacientes con ellos, este hecho vuelve a los adultos mayores, muy susceptibles y sentimentales; por lo cual tú, como cuidador gerontológico, deberás aprender a ser más receptivo a sus sentimientos y con tu trato y cuidado, hacerles sentir personas valiosas, importantes, dignas y ejemplares. Tal vez esta clave es el eje central de la empatía porque si logras ser afín de sus sentimientos, podrás vencer a la insensibilidad.

8. Una actitud positiva y agradecida ante la vida es una excelente herramienta para ayudarte a ser un cuidador; si tú no consideras este oficio como una carga o un simple trabajo sino como una profesión y la amas, sabrás agradecer el hecho de que el universo te premió al ser lo que eres, un cuidador. Asimismo, sabrás que tienes el poder de transformar la vida de alguien, que está en ti el hacerlo feliz y ayudarlo a buen morir o el hacerlo desdichado, tú puedes hacer que tu «abuelito» sufra o goce al estar tú junto a él.

Aparte de estas ocho claves para que tú desarrolles tu empatía con los ancianos, también es importante recordar que nosotros, ante nuestros pacientes, no somos simples cuidadores, somos en ocasiones un personaje que interactúa con su realidad. En capítulos anteriores te comentaba que yo he tenido a mi cuidado, ancianos y ancianas que pensaban que yo era su hijo, su esposo, su hermano, su tío o incluso algún cuatrero que quería robarle sus vacas. Gracias a tener esta capacidad de percibir lo que sienten, piensan y están viviendo «mis abuelitos», he logrado varias cosas, entre ellas dos muy importantes: Darles calidad de vida en momentos difíciles y prolongar un poco más de tiempo su estadía en este planeta. Es importante aclarar que, en muchas ocasiones, las personas creen que «los abuelitos» están cansados de vivir, en base a mi experiencia puedo afirmar que tal cosa es completamente falsa.

Esa forma de pensar es inhumana y completamente carente de empatía; puedo asegurarte: muchos de los adultos mayores con quienes he tenido el honor y placer de convivir, la mayor parte del tiempo están pensando en vivir, gozar, disfrutar. Una cosa es estar consciente de su edad y su situación y otra es desear morir. Cuando uno, en calidad de cuidador es empático con «los abuelitos» ellos nos perciben como sus aliados y acompañantes, nuestra sola presencia les motiva porque no se sienten solos o abandonados, más bien disfrutan nuestra compañía porque saben interactuar con nosotros, sus cuidadores. Pensar: «Ya está viejo, él ya va de salida» es abrazar una filosofía de desecho; para empezar los adultos mayores no son «viejos», no son objetos almacenados en un ropero que debe tirarse cuando se hace limpieza; nuestra sociedad está educada en la cultura de «lo viejo», esa silla está vieja, debemos tirarla; este saco tíralo, está viejo; los zapatos ya están viejos, no vale la pena arreglarlos. Por eso cuando a nuestros «abuelitos» les llamamos «viejos» en nuestro interior pensamos que no sirven y debemos arrojarlos al olvido, a su buena suerte, a las calles o a casas de asistencia mediocres. Otra situación carente de empatía es la siguiente: «Las prioridades son las vidas de los jóvenes y los niños, como quiera los ancianos ya van de salida», esa forma de pensar es incorrecta, inapropiada e inhumana. Esta frase la he escuchado en diversas instituciones públicas dedicadas a la salud porque dentro de sus programas no se les ha fomentado correctamente el valorar a los adultos mayores; si tú llegas a decir en tu interior: «Ese señor o esa señora ya van a morir, no vale la pena tanto esfuerzo ni sacrificio, mejor que muera» no estás siendo empático, más bien eres egoísta y solo estás pensando en ti porque tal vez, en lo personal, a ti no te gustaría estar en esa situación, pero no porque no te agrade quiere decir que así deba de ser. Yo tengo el privilegio de tener a mi cuidado «abuelitas» y «abuelitos» que prácticamente estaban a un borde de la muerte y, gracias a poder ser empático, logré no solo darle calidad de vida sino además pude aumentar un poco más su permanencia.

Creo fielmente que nadie tiene derecho a decir cuándo alguien va a morir, mucho menos pensar por otro, nadie sabe exactamente lo que las personas quieren para sus vidas, solo ellas. Acaso: ¿Te gustaría que, cuando tú tengas una edad avanzada las personas digan de ti que ya te quieres morir por el simple hecho de estar enfermo? Creo que a nadie le gustaría esta situación, por eso, es mejor partir de la vida que de la muerte, eso es ser empático, apostar por la vida y la felicidad y no por la muerte y la tristeza.

En las siguientes páginas te contaré la bella historia de «Don Jesús», con él aprendí varias técnicas para empatizar con alguien que vive en una realidad aparte.

El Cowboy

Con «Don Jesús» aprendí lo que hoy llamo métodos de empatización; era un hombre alto, delgado, con bigote ancho, piel morena y robusto. Siempre se despertaba muy temprano, se ponía su sombrero de vaquero y sus botines para ir, según él, al campo a arriar vacas.

Él fue uno de mis primeros pacientes, en aquel entonces yo era un novato y no sabía mucho del oficio; el padecía el mal de Alzheimer en una de sus etapas avanzadas, sin embargo, pese a ello, se conservaba muy saludable.

Todas las mañanas, una vez que tomaba su «leche bronca», salíamos al patio y, como para él estábamos en el rancho, pues siempre se ponía a orinar en el jardín.

Se sentaba sobre una de las bancas y me decía que había comprado todas esas hectáreas para sus hijos y que, por ellos, también tenía más de 600 cabezas de ganado; para él yo era su caballerango, no su cuidador.

Mis compañeros de trabajo siempre se reían de mí porque no entendían lo que hacía, cómo yo representaba el rol que me asignaba en su realidad.

Cuando alguno de mis compañeros le decía que no estaba en su rancho sino en una casa de asistencia, entraba en crisis y decía estar secuestrado, yo les pedía de favor a los otros cuidadores que no le dijeran eso, sino que, de lo contrario, mejor intentaran entrar a su realidad.

«Don Jesús» era muy coqueto con las mujeres y recio con los hombres, prácticamente yo era el único varón que aceptaba a su lado, de ahí que pude mantener una buena relación con él y sus hijos.

Como a la mayoría de los ancianos, a él también le gustaba mucho el café, no perdonaba la primera taza por la mañana, creo que ese hábito también lo adquirió por haber sido un hombre de campo, así que normalmente le preparaba su café bien cargado.

En una ocasión me pidió un vaso con «leche bronca» y sin querer, le llevé uno con leche fría, del refrigerador, y se molestó mucho porque decía:

—No mijo, la leche bronca es tibia, recién salida de la vaca, no esta porquería.

Por lo tanto, cuantas veces me pedía un vaso con «leche bronca» yo la tibiaba y después se la llevaba.

También le gustaban los emparedados de mermelada con crema de cacahuate, siempre se comía tres por la mañana, prácticamente ese era todo su desayuno.

En algunas ocasiones, cuando platicábamos en el jardín, me comentaba que le preocupaba mucho no encontrar algunas reses, de pronto comenzaba a decir:

—Pero ya verás, lo voy a quebrar al cuatrero ese.

Así comenzó a tener vivencias de que salía al monte a buscar a los cuatreros, agarraba su escopeta (un palo de escoba viejo) y así, un día me disparó y yo me tiré al suelo simulando estar muerto, se acercaba a mí, me movía con el pie para verificar estuviera muerto, escupía en el piso y orgulloso decía:

—Te dije que te iba a matar, ya ves, te quebré.

Después, presumiendo, les comentaba a todos mis compañeros que por fin había matado al cuatrero que le estaba robando sus vacas.

Orgulloso, se marchaba a su habitación y yo aprovechaba para ir al baño y cambiarme de filipina de un color diferente así, para él, yo era nuevamente su caballerango.

Si «Don Jesús» me mató doscientas veces por haberle robado su ganado, creo que fueron pocas, a esto es a lo que yo le llamo ofrecerle calidad de vida a un adulto mayor.

Durante sus crisis se sentía secuestrado, triste por no estar en su rancho, pero siempre permanecí a su lado para ayudarlo a superarlas, estos cuadros son comunes en los adultos mayores que sufren el mal de Alzheimer.

Cuando no estaba arreando vacas, él andaba tras las enfermeras y las señoras de la limpieza; era un hombre tremendo. Recuerdo cuando, en una de esas tantas veces que andaba de conquista, le habló a una de las afanadoras y le pidió se subiera a una silla a limpiar la parte más alta del ropero porque había arañas. Se sentaba lo más cerca de ella y se agachaba para verle las pantaletas; en ese momento entré a la habitación:

—«Don Jesús» —grité— ¿qué está haciendo ahí?

— ¡Heítale! ¿Cómo la ves mijo con esta señora tan buscona y fácil? Sabe bien que soy casado y que no puedo serle infiel a mi mujer.

Cuando lo pillaba haciendo sus travesuras con las enfermeras o las señoras encargadas de la limpieza, siempre terminábamos riéndonos.

Jugando los roles que él me asignaba en su realidad, no contradiciéndolo, preparándole y sirviéndole los alimentos como le gustaban, fue la forma en que contribuí a darle calidad de vida a «Don Jesús».

Como a todos los ancianos que he tenido el honor de cuidar, a él también lo acompañé en sus últimos momentos, me despedí de él con mucho amor y gratitud por sus enseñanzas de vida.

Cuando pienso en él y cómo estará, me lo imagino montado en su caballo, allá en la pradera, con su sombrero viejo y arriando vacas, tomando su café preparado a la leña cada mañana o bebiendo leche bronca.

Para mí fue un honor cuidarlo «Don Jesús» muchas gracias por todo.

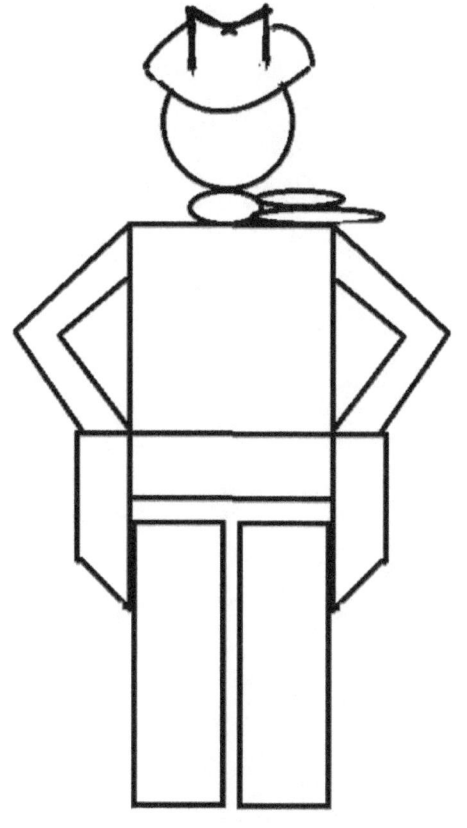

«*Amo mi trabajo, pero sobre todo a mis abuelos. Todo lo que necesitan es amor…Ser escuchados y una buena atención*».

A.G.Ch

8
Responsabilízate

«Todos tenemos que aceptar la responsabilidad plena y total de nuestras acciones, todo lo que hemos hecho, y no hemos hecho».

Hubert Selby Jr.

En esta profesión, ser irresponsable no solo puede causar la muerte de alguno de nuestros adultos mayores, sino también la propia o mínimo un estado de salud deteriorado por no saber hacer correctamente las cosas.

Si imaginaste que no daría alguna definición de la palabra responsabilidad, perdóname, pero creo que en este caso es fundamental. El Diccionario de la Real Academia Española de la lengua define esta palabra de la siguiente forma:

«Cargo u obligación moral que resulta para alguien del posible yerro en cosa o asunto determinado. Capacidad existente en todo sujeto activo de derecho para reconocer y aceptar las consecuencias de un hecho realizado libremente».

Sobre la base de la definición anterior puedo deducir que la irresponsabilidad es: «Todo lo referente a la incapacidad y falta de voluntad de una persona para cumplir, cabalmente, con una obligación, compromiso o tarea asignada de forma voluntaria u obligatoria».

La palabra irresponsabilidad también se emplea para indicar las consecuencias de haber llevado a cabo, algún acto sin considerar previamente sus resultados. Quiero decirte que el simple hecho de haber aceptado cuidar a un adulto mayor, eso ya te hace responsable de su bienestar. También es importante advertirte que, por el simple hecho de ser tú el cuidador de un adulto mayor con problemas y malestares propios de la edad, eso ya te hace responsable de las decisiones que tomes o dejes de tomar.

Asimismo, si aceptaste el reto de acompañar a un adulto mayor en su último recorrido en esta vida, y aparte de no saber cómo hacerlo, tampoco existe alguien que pueda ayudarte a capacitarte; eso no quiere decir que dejes de ser responsable de su bienestar, al contrario, eso te hace doblemente responsable porque es tu deber capacitarte, formarte y desarrollarte como cuidador. Estoy muy de acuerdo con lo dicho por Gandhi sobre este tema: «Es incorrecto e inmoral tratar de escapar de las consecuencias de los actos propios». No porque lo haya dicho él, sino porque es verdad, los irresponsables siempre andan buscando supuestas razones por las cuales las cosas les salen mal o quién es el responsable de los errores y las fallas.

El cuidador gerontológico profesional, debe ser ejemplo de responsabilidad y cumplimiento cabal de sus funciones. En alguna ocasión Bob Dylan dijo: «Un héroe es alguien que entiende la responsabilidad que viene con su libertad» y creo, sinceramente, que los cuidadores de los adultos mayores somos la elite de los héroes anónimos que hacemos posible el bienestar de nuestros pacientes; pero esa heroicidad viene con una gran factura, debemos pagar un precio, ser responsables porque al final de cuentas como afirma Sigmund Freud «La mayoría de la gente no quiere la libertad realmente, porque la libertad implica responsabilidad, y la mayoría de las personas tienen miedo de la responsabilidad» tal vez a ti te guste y sea tu vocación el tener bajo tu protección y cuidado a personas de la tercera edad, quizás lo disfrutes como ningún otro, pero si no eres responsable, mejor te sugiero no lo hagas porque en ocasiones creemos estar haciendo un bien al anciano bajo nuestro cuidado y realmente le estamos haciendo un mal.

Ejemplos de lo anterior sobran, realmente debemos ser cuidadosos con lo que hacemos y dejamos de hacer, debido fundamentalmente a que el estado de salud de los adultos mayores es muy inestable y cualquier variación en horarios, clima, alimentos, estados de ánimo e incluso de lugar, puede causarles complicaciones severas.

Cuando yo inicié como cuidador gerontológico, solo tenía la experiencia de haber cuidado a mi hermano menor, quien, tras varios años en coma, falleciera como consecuencia de un accidente automovilístico; aquella situación marcó mi vida para siempre y fue ahí que decidí dedicarme a esta bella profesión.

Mi primer empleo como cuidador fue en una casa de asistencia para adultos mayores, donde tuve la oportunidad de participar en una conferencia en la cual conocí a la señora Carmelita Junco, una experimentada gerontóloga social en México; cuando la escuché y supe su testimonio gerontológico, como trataba y atendía a este grupo senecto dije: «Yo quiero ser como ella».

Pasado el tiempo, la vida me permitió contar con su amistad y en una ocasión me dijo:

—Hace muchos años yo era partera, cuando un bebito nacía, siempre le veía las manos y me preguntaba: ¿Qué van a ser estas manitas cuando crezcan? ¿Serán las manos de un médico cirujano que invente nuevas técnicas quirúrgicas? O tal vez ¿serán las manos de un ingeniero que construyan grandes presas? Quizás ¿Llegarán a ser las manos de un artista que plasme grandes obras de arte en lienzos? A lo mejor ¿Se convertirán en las manos de alguien que entregue la ostia en los templos? ¿Qué van a ser estas manitas cuando sean grandes? Tras esa plática, ahora con el pasar del tiempo, después de quince años de cuidar a personas de la tercera edad, cuando veo las manos arrugadas, lastimadas, cansadas de hombres y mujeres, ahora yo me pregunto: ¿Qué hicieron estas manos? Acaso ¿fueron las manos de un carpintero que labró muebles muy bellos? O tal vez ¿fueron las manos de un comerciante que vendió víveres a las personas de su pueblo? Siempre me respondo que no sé, que lo único que sí sé es que son las manos de hombres y mujeres dignos que ocupan de mi mano para guiarlos, cuidarlos, protegerlos en lo que les resta de vida.

Desde mi perspectiva, la responsabilidad es el motor que impulsa a la vida, es la razón de ser de las cosas; cuando te responsabilizas, las cosas no solo suceden, sino que el mundo cambia porque tu cambias; hasta las labores más difíciles son sencillas cuando se hacen conscientemente, con entendimiento, con discernimiento y sobre todo con la responsabilidad correspondiente. Durante toda mi carrera he entrenado a decenas de cuidadores, les he explicado detalladamente las bases y las reglas de esta bella profesión. También les he hablado de las personas oportunistas que solo quieren aprovecharse de la necesidad de los familiares de los «abuelitos». Uno de estos jóvenes a quien tuve el gusto de capacitar en este oficio, un día me presentó su renuncia para atender por su cuenta a un paciente.

Como no debo impedirles el desarrollo profesional a quienes me apoyan en esta labor, accedí a su solicitud y fue así que comenzó a cuidar a un anciano en domicilio particular; desgraciadamente aquello no duró mucho tiempo y nuevamente comenzó a buscar trabajo en otras casas de asistencia para adultos mayores.

De esa forma, es como llegó a una de tantas instalaciones que no cumplen con los requerimientos y las normas oficiales mexicanas y él pudo constatar cómo maltratan a los ancianos, intentó cambiar la situación, pero no pudo, tanto que fue despedido, todo por querer cumplir al pie de la letra y de forma responsable con su labor.

Después de varios meses llegó a mi oficina y platicó conmigo sobre la forma tan irresponsable que, algunos asilos y guarderías de adultos mayores tienen para atender y tratar a «los abuelos», a lo cual yo le comenté:

—El problema con algunas casas de asistencia para adultos mayores en todo el país, aparte de no cumplir con los estándares de las normas oficiales mexicanas que rigen a este tipo de establecimientos es precisamente que, sus dueños y la mayoría de quienes trabajan ahí, son personas irresponsables a quienes solo les motiva el dinero.

Pero la irresponsabilidad no solo es del cuidador o de los propietarios de las casas de asistencia para adultos mayores irregulares, también los familiares son irresponsables con «los abuelitos» porque piensan que son un estorbo, un problema, un parásito, alguien que está ocupando tiempo, espacio, recursos y vida de manera innecesaria; sin embargo, esto obedece básicamente a que la mayoría de las familias, como lo indiqué con anterioridad, han sido educadas en la «cultura de lo nuevo» en la cual las cosas nuevas son más valiosas e importantes que las cosas viejas y descompuestas que deben ser desechadas, arrumbadas o eliminadas. Precisamente de esto tratará la historia siguiente, sobre la irresponsabilidad e inhumanidad de algunos para con los adultos mayores.

La Chef negligente

Tres son las frases que más me molestan y jamás las aceptaré, son las siguientes: «De todas formas ni cuenta se va a dar, tiene Alzheimer». «No importa, así déjalo, de todas formas, ya está viejito». «¿Para qué te preocupas tanto por él? Ya ni sus hijos».

Estos comentarios reflejan la calidad moral y espiritual de quienes dicen estar ocupados en el bienestar de «los abuelos».

En una ocasión, atendiendo a uno de «mis abuelitos» fui a la cocina para recoger sus alimentos, la chef a cargo del turno me entregó el platillo y lo que vi era espantoso.

Desde que tomé las riendas del negocio, como regla general y buscando el bienestar de todos los abuelos hospedados en la residencia, establecí estándares, procesos y procedimientos.

Los alimentos no son la excepción, deben estar preparados, decorados y con las raciones que marcan los procedimientos establecidos.

Como el platillo que acababa de preparar no cumplía con la presentación establecida en el manual de alimentos, le llamé la atención y le pedí que volviera a prepáralo. Su respuesta me dejó aún más perplejo:

—Pero qué tiene que ver eso, de todas formas, no se va a dar cuenta, tiene Alzheimer.

Al escuchar semejante respuesta dije:

—Señora, eso no debe importarle. Nuestro deber es atender a nuestros pacientes de manera digna, sin prejuicios; no porque estén enfermos, o sufran de alguna demencia, valen menos que otros seres humanos.

Ante esta situación, comprendí que todos los involucrados en el cuidado de los ancianos, debemos estar muy conscientes de que esta profesión no es un mero trabajo, sino una vocación, un estilo de vida que implica una gran responsabilidad.

Por más tardado que sea arreglar una cama de manera correcta, debemos hacerlo, porque así nuestros abuelitos van a estar cómodos, tranquilos, van a sentirse seres humanos y personas importantes.

A diferencia de la historia anterior, también podría platicar muchas más en las cuales los cuidadores han dado más de lo que deberían dar.

Gracias a Dios tengo a mi lado un equipo de personas responsables, respetuosas y amorosas; ellos cumplen en todo con los protocolos apropiados para atender a los adultos mayores, sean estos de escasos recursos o adinerados, todos son personas dignas de respeto.

En nuestra residencia tenemos la buena práctica de despedirnos del «abuelito» cuando se nos adelanta en el camino, a pesar de que estamos conscientes de que hicimos lo necesario para darles calidad de vida, la tristeza nos llega por su ausencia.

He sido testigo de cómo cuidadores con mucha experiencia, lloran cuando alguno de nuestros abuelitos se va; a eso es a lo que me refiero cuando digo que debemos ser responsables de las cosas que hacemos, decimos y dejamos de hacer o decir.

Irresponsabilidad es cuando sabemos hacer lo correcto, por las razones correctas y por los medios correctos y no lo hacemos; si la chef sabía cómo preparar correctamente los platillos y, por diversas razones no lo hace, eso la vuelve una persona negligente; pero más irresponsable resulta decir lo que ella dijo, porque entonces, inconscientemente está diciendo que los adultos mayores no son dignos de recibir un plato bien decorado, con las porciones indicadas y también hechos con el amor y afecto indicado.

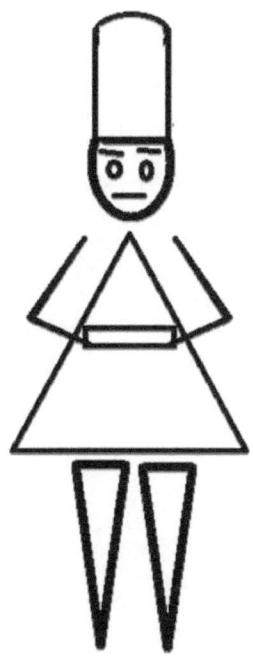

«Solo mediante un agudo sistema de observación los cuidadores podemos darnos cuenta de qué está pasando en la vida del adulto mayor bajo nuestra protección» ...
A.G.Ch

9

Observa

> «*Poca observación y muchas teorías
> llevan al error.
> Mucha observación y pocas teorías
> llevan a la verdad*».
>
> Alexis Carrel

La observación es una de las etapas del método científico, en pocas palabras, es la base para comenzar a realizar la labor científica, puede definirse como la acción y efecto de observar y esta última palabra es, sencillamente, examinar atentamente y mirar con profunda atención.

El observador no solo está contemplando un objeto o a una persona, eso se llama contemplación, a diferencia de esto, él que observa está buscando adquirir un conocimiento sobre el comportamiento, funcionamiento y forma de expresarse de un algo o de un alguien, esto es: de un objeto o de una persona.

Conforme agudizamos esta acción, nuestros sentidos están más atentos en la persona observada, en este caso, en el adulto mayor, vamos estableciendo cuáles son sus patrones de conducta, sus gestos más comunes, sus posturas y también su tono de hablar.

Es mediante esta acción que el cuidador conoce más a su paciente.

Que un joven se atragante con la comida es riesgoso, claro, pero que un adulto mayor sufra un accidente de esta naturaleza puede ser fatal, de ahí que el cuidador debe estar atento hasta de los sonidos que emite el anciano a su cargo.

Solo mediante un agudo sistema de observación los cuidadores podemos darnos cuenta de qué está pasando en la vida del adulto mayor bajo nuestra protección; no es necesario ser adivino para percatarse de que algo anda mal, si un abuelito, día a día se despierta a las cinco de la mañana y ya son las diez en punto y no se ha despertado; ese simple hecho arroja mucha información sobre el estado de salud del paciente y es responsabilidad de quien lo cuida tomar cartas en el asunto.

Sin embargo, existen muchos cuidadores que hacen caso omiso de estas señales y solo se concretan en afirmar: «Solo está dormido», «pobrecito viejito, ya está cansadito, por eso está dormidito»; «lo que sucede es que pasó mala noche, por eso está dormido».

Cuando un cuidador da este tipo de respuestas a una situación de su paciente, creo que es el momento de cambiar de cuidador, porque no está cumpliendo con su deber correctamente.

Cuando tengo la oportunidad de capacitar a personas interesadas en ser cuidadores, al llegar a este tema hago un énfasis muy marcado en que es nuestro deber darnos cuenta de las más mínimas variaciones físicas y mentales de «los abuelos» bajo nuestro cuidado.

Tos, comezón, carraspera, apnea, sudoración, fatiga, cansancio, depresión, desesperación, inquietud, llanto, irritabilidad, pasividad, incoherencias, vómito, diarrea y una serie más de signos y síntomas son señales que prenden luces rojas o ámbar en el bienestar de los adultos mayores. Es muy común que los adultos mayores sufran diversos males propios de la edad como son:

1. Alzheimer.
2. Demencias.
3. Enfermedades cerebrovasculares.
4. Enfermedades pulmonares obstructivas crónicas.
5. Influenza y neumonía.
6. Enfermedades del corazón.
7. Úlceras por presión.
8. Fracturas.
9. Hipertensión.
10. Diabetes.
11. Parkinson.

Cada una de estas enfermedades tiene signos y síntomas propios, por lo tanto, el cuidador no solo debe conocerlos, sino también observar permanentemente a su paciente para disminuir riesgos. Es importante destacar que, en México, durante el año 2015, estos padecimientos fueron las principales causas de muerte de personas mayores de 65 años, tan solo, como ejemplo, ese año fallecieron 12,988 personas por causa de la influenza y neumonía, según cifras oficiales del INEGI.

Según cálculos realizados sobre la base de la información estadística de aquella institución, en 2015 fallecieron aproximadamente 158,942 personas mayores de 65 años por las enfermedades antes señaladas, una pregunta: ¿Qué porcentaje de estos abuelitos te gusta como para decir que tuvieron un cuidador?, hablemos conservadoramente y digamos que tan solo el 5% de estos adultos tuvieron a su lado a un cuidador, esto es aproximadamente, 7,947 ancianos. Otra pregunta: ¿Tú crees que todos los cuidadores fueron altamente observadores? Desde mi perspectiva y experiencia puedo decirte que no, desgraciadamente no todos los cuidadores de ese grupo de adultos mayores fueron realmente observadores.

Partiendo de este principio, de que no todos los cuidadores son observadores agudos, es necesario responder a la siguiente pregunta: ¿Cuáles son los elementos de una observación adecuada?

Las bases de una observación adecuada son tres:
1. Atención
2. Sensibilidad.
3. Empatía.

Estos tres temas fueron desarrollados en capítulos anteriores, sin embargo, en esta sección ahondaremos un poco más sobre un tema en común que tienen las tres que son: nuestros cinco sentidos, los cuales nos ofrecen información sobre el estado de las cosas y las personas que nos rodean; cada uno de nuestros sentidos es extremadamente selectivo respecto a la clase de información que nos proporciona, por ejemplo: La vista y el oído nos ofrecen información transitoria y específica en sus tres dimensiones; en cambio el olfato y el gusto son sentidos que ofrecen información sobre la composición de la materia volátil o soluble; por su parte, el tacto es el más generalizado de los cinco porque aparte de ofrecernos información similar a la que brindan los otros cuatro, también comprende: la sensibilidad cutánea (sensibilidad al dolor, la presión o la temperatura), la sensibilidad cenestésica (sensibilidad originada en músculos, articulaciones o tendones, informa sobre el movimiento del cuerpo), la sensibilidad orgánica (sensibilidad en los órganos internos) y laberíntica (la relacionada con el equilibrio). Los estímulos percibidos pueden tener varias dimensiones y tipos de reacciones: de cualidad, intensidad, extensión y duración. Como ejemplo: Debido a que «RJ» tenía que ir al colegio de su hijo a platicar con la maestra sobre algunos problemas, después de notificar que llegaría tarde a la casa de la señora que está cuidando; tras tres horas de retraso entra a la habitación donde está instalada la señora «CB», quien tiene 85 años, sufre de Alzheimer, hipertensión arterial y diabetes; al entrar siente muy sofocado el ambiente, el aire está denso, la recámara huele a orines y excremento, hace calor en el cuarto y al aproximarte a ella se da cuenta de cinco cosas:

1. Sus mejillas y su boca están sonrojadas de más.
2. Tiene tres y no una cobija cubriéndola.
3. Son las diez de la mañana, está despierta, pero sigue acostada, sin desayunar y además su mirada refleja angustia, ansiedad y pena
4. Su ropa, las sábanas y ella están muy mojadas.
5. La jarra en la mesita está vacía.

Toda esta información te ayudará a tomar decisiones correctas, recuerda, la prioridad uno es la salud y el bienestar de la señora «CB», no el tuyo, ni el de la familia.

Tal vez tú digas: La señora «CB» se siente mal porque está empapada en orines, ojo, en ningún momento dije semejante cosa, esa relación la hizo tu cerebro cuando leyó que el cuarto olía a orines y excremento, la verdad es que «la abuelita» tal vez está empapada en sudor, quizás se está deshidratando, a lo mejor sus niveles de azúcar en la sangre son bajos porque no ha desayunado y si su temperatura es elevada probablemente no sea porque tenga fiebre, sino porque realmente tiene mucho calor. Pero ¿te diste cuenta de algo? ¿Qué le falto por hacer al cuidador a cargo de la señora «CB»?

Aparte de las básicas como son tomar signos vitales, una muy importante: acercarse más a su paciente, tocarla y oler si el líquido con el cual estaba mojada eran orines o agua porque además faltó hacerse una pregunta: ¿Por qué la jarra está vacía si debería estar llena?

A eso es a lo que me refiero cuando digo que los cuidadores debemos ser personas que observamos todo de manera muy aguda.

Existen varias posibilidades por las cuales la jarra esté vacía, dos de ellas muy viables que son:

1. A la señora «CB» le dio sed, como el cuidador del turno anterior salió tres horas antes, tal vez la joven que ayuda con la limpieza no estaba cerca de ella y, como le dio sed, intentó beber agua, pero la jarra se le cayó, entonces decidió cubrirse con más cobijas porque comenzó a darle frío y cuando el cuidador llegó ella estaba asustada porque pensó que la regañaría.

2. Alguien (el cuidador, la persona a cargo del aseo o un familiar) le arrojó agua a la señora «CB» y eso le provocó miedo y frío y por eso decidió cubrirse con dos cobijas más.

Digo que las dos son muy viables porque los pacientes que sufren el mal de Alzheimer son muy inquietos y no miden las consecuencias de sus acciones; porque es muy probable que algunos de los involucrados en la vida de la señora «CB» estén colapsados y de eso hablaremos en el capítulo siguiente. Mientras tanto, para cerrar este apartado, le contaré la historia de dos adultos mayores que sufrieron abandono.

«Solo mediante un agudo sistema de observación los cuidadores podemos darnos cuenta de qué está pasando en la vida del adulto mayor bajo nuestra protección; no es necesario ser adivino para percatarse de que algo anda mal...».

A. G. Ch.

Los abuelitos olvidados

Durante más de quince años como cuidador, he visto varios casos de abandono de abuelos, pero ninguno como los casos de «Ricardo» y «Rebeca». Ambas experiencias son independientes y diferentes, sin embargo, decidí contarlas juntas porque tratan del mismo tema. Cuando fuimos a visitar a «Don Ricardo», para ver si podíamos internarlo en la residencia para adultos mayores que administro, él estaba acostado en la cama de su habitación; lo primero que hice fue saludarlo, pero él ya no hablaba, solo gesticulaban sonidos como si fuera un bebito. Es importante distinguir qué tipo de abandono sufre «el abuelito», si por negligencia, por maltrato o por imposibilidad de los familiares para atender personalmente al adulto mayor; el de «Ricardo» era de estos últimos casos ya que, sus hijos, no podían hacerse cargo de él, pero sí estaban dispuestos a pagar los servicios de un cuidador profesional.

Tras realizarle el V.G.I y cumplir con el protocolo de ingreso, fue aceptado en la residencia, le asigné cuidadores especiales debido, básicamente, a su condición pues no podía comunicarse de forma verbal; lo único que podía decir cuando le cambiaban los pañales era: déjenme hijos de la tal por cual, no sean abusivos, pero no muy claro. Por lo tanto, como no podía comunicarse de forma verbal, era importante que sus cuidadores fueran lo suficientemente observadores para saber qué es lo que ocupaba «Don Ricardo». Si tenía hambre, era un sonido especial; si necesitaba beber agua, otro y así, un sonido para cada una de sus necesidades, esa era la forma en la que podía comunicarse nuestro «Ricardo». Cuando lo internamos contaba con noventa y tres años, él sufría diversos padecimientos relacionados con la edad, tuvimos el honor de convivir con él y aprendimos mucho, principalmente a agudizar nuestra capacidad de observación porque solo así podíamos cumplir con el propósito de darle calidad de vida. Algo que me llamó mucho la atención de este caso fue que, pese a no poder comunicarse verbalmente con nosotros, su rostro reflejaba felicidad; cuando lo conocí sus ojos estaban apagados, tristes, su mirada era melancólica, pero conforme fue adaptándose a la residencia y a los cuidados recibidos, su rostro cambio, su mirada fue de felicidad y alegría y sus ojos, brillaban. Ahora entiendo el refrán que dice: «Los ojos son el espejo del alma».

Por otra parte, el de «Rebeca» es un típico caso de abandono por maltrato y negligencia, debido a diversos problemas, fue necesario que un juez la dejara bajo mi custodia y cuidado. Cundo ingresó a la residencia, ella traía úlceras por presión en ambos pies, como cuento con un diplomado para atender este tipo de problemas, sé cuándo alguien está realizando una mala práctica con algún paciente. Si bien es verdad que ella estaba bajo mi custodia legal, eso no quiere decir que yo debiera absorber los gastos de su cuidado, los encargados de los gastos eran los hijos, más por consideración especial a la paciente y también a algunos de sus hijos, se fijó una tarifa especial pese a que estuvo de forma permanente con nosotros, las cuotas de recuperación jamás fueron cubiertas al ciento por ciento. Con ella tuvimos que ser muy observadores porque debemos documentar la más mínima variación en su estado de salud, además, porque fue víctima de maltrato por parte de sus hijos, quienes solo se la vivían peleando por el dinero.

Lo más delicado que experimentamos en este caso fue, cuando los hijos de forma imprudente tomaron la decisión de que, en vez de curar las úlceras de los talones en la residencia, fuera trasladada a un supuesto consultorio de un médico. Aquello fue una odisea, como su servidor era el custodio legal de la señora, yo tenía que estar en los trabajos de curación para observar cómo se estaba tratando el asunto, ella sufría cada vez que el médico la atendía, es algo que no puedo creer cómo una persona con estudios profesionales para ayudar a otros a sanar pueda ser tan negligente e inhumano con una persona.

Debido a que la herida no sanó sino empeoró, otro médico determinó que el personal más indicado para curarla era el de la residencia y así logramos rescatarla de su sufrimiento. De este asunto aprendimos no solo a observar con mayor agudeza a la paciente sino también a quienes la rodean. Así, pudimos determinar cuál, de los hijos de la señora «Rebeca», realmente estaban interesados por la salud de su mamá, resultando que solo dos de ellos tenían interés legítimo en mejorar la calidad de vida de su madre. Pese a todas las adversidades, pudimos mejorar la calidad de vida de «Rebeca» y eso nos llenó de satisfacción al saber que nosotros cumplimos con nuestro deber sin importar los obstáculos.

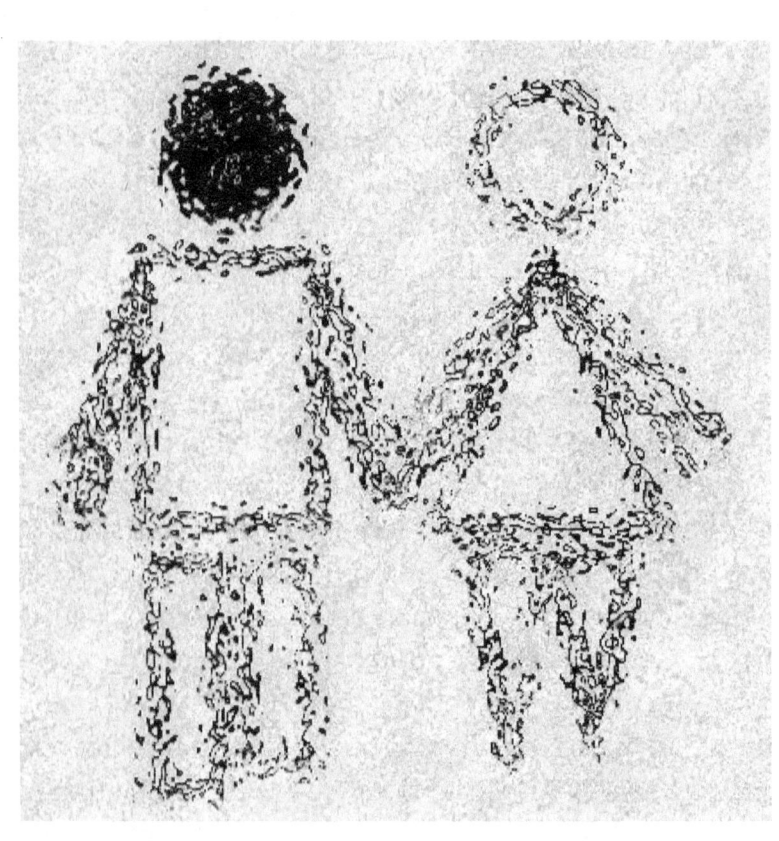

10
El Colapso

«El cuidador colapsado tiene un mayor riesgo de maltratar al paciente que cuida, de ahí la importancia de la detección para una intervención temprana».

GPC

En la «Guía de práctica clínica» (GPC) titulada: Detección y Manejo del «Colapso del cuidador, evidencias y recomendaciones» del Catálogo Maestro de Guías de Práctica Clínica: IMSS-781-15S, publicada por el Instituto Mexicano del Seguro Social, el padecimiento nominado: «El colapso del cuidador» se define como:

«La respuesta multidimensional de la apreciación negativa y estrés percibido resultado del cuidado de un individuo, usualmente familiar, que padece una condición médica (Kim H, 2012). También se describe como el grado en el que los cuidadores perciben que el cuidado que otorgan tiene un efecto adverso en su funcionamiento físico, emocional, social, espiritual o financiero (Zarit SH, 1980). Los síntomas pueden ir desde frustración e irritabilidad por la dificultad para llevar sus roles y tareas que previamente se tenían, hasta trastorno de ansiedad, depresión, empeoramiento de patologías preexistentes y fatiga.

Se considera un síndrome geriátrico dada la alta prevalencia de discapacidad y dependencia en el adulto mayor, así como el impacto que tiene el colapso en el análisis biopsicosocial de la enfermedad. Cuando el cuidado es inadecuado, los problemas del adulto mayor en hospitalización, con enfermedades agudas, inmovilidad, depresión, u otros, se tornan de difícil manejo (Mendoza ML, 2000).

Los términos cansancio, sobrecarga y colapso del cuidador se utilizan de manera indistinta, sin embargo, para propósito de esta guía utilizaremos el término colapso del cuidador» p.p. 10

Según investigaciones realizadas por diversas instituciones de salud, algunas manifestaciones clínicas más frecuentes en el colapso del cuidador son:

1. Sentimientos de culpa.
2. Ansiedad.
3. Depresión.
4. Trastornos del sueño.
5. Pérdida de la concentración.
6. Uso de alcohol y drogas.
7. Disminución de la capacidad de respuesta inmunológica (tendencia a infecciones de repetición).
8. Cambios en los hábitos alimenticios.
9. Retardo y agitación psicomotriz.
10. Ideaciones suicidas.
11. Disminución del rendimiento laboral.
12. Irritabilidad.

Si me preguntaras: ¿Cómo me puedo dar cuenta si estoy comenzando a colapsarme? Mis respuestas serían:

1. Te irritas fácilmente con «el abuelito» o «la abuelita» a tu cuidado.
2. Tus niveles de paciencia son muy bajos.

3. Tu tolerancia a la frustración está disminuida.

4. Tu resistencia al cambio está muy elevada.

5. Comienzas a tratar de una manera muy áspera e insensible a «tus abuelitos» (este es el comienzo del maltrato al adulto mayor).

6. Realizas las labores propias del cuidador de manera robótica, con poco afecto y mucha desidia.

7. Tus niveles de negligencia están muy elevados, esto es: tus tareas y labores como cuidador cada vez son menos profesionales.

8. Buscas con mayor frecuencia distractores que te ayuden a alejarte de la realidad de «tu abuelito» porque sientes que en realidad no te interesa lo que está pasando en la vida de tu paciente.

9. Comienzas a considerar que lo mejor que pueda ocurrir con el adulto mayor a tu cuidado es la muerte.

10. Empiezas a justificar tus errores diciendo: «Al final de cuentas ya está viejito», «de todas formas ni se va a dar cuenta, tiene Alzheimer».

11. Te sientes sumamente agotado, cansado, deprimido o triste.

Si alguna de estas cosas está ocurriendo en tu vida como cuidador, es el momento de hacer un alto en el camino, buscar ayuda y tratar de realizar cambios y ajustes, como, por ejemplo, darte un tiempo de reposo y reflexión.

Por otra parte, en la GPC arriba citada especifica que algunos trastornos físicos y psicológicos que pueden sufrir los cuidadores cuando están colapsados, los cuales deben ser debidamente evaluados:

1. Trastornos físicos:

2. Salud física deteriorada.
3. Cefalea y cansancio.
4. Trastornos gástricos e intestinales.
5. Problemas osteomusculares.
6. Lumbalgia.
7. Alergias.
8. Afecciones de la piel.
9. Descontrol de comórbidos.
10. Trastornos psicológicos:
11. Ansiedad.
12. Depresión o tristeza.
13. Insomnio.
14. Miedo.
15. Angustia.
16. Irritabilidad e ira.
17. Labilidad emocional.
18. Sentimiento de culpa.
19. Codependencia.

Existen diversas investigaciones torno a «el colapso del cuidador», sin embargo, las más reconocidas son las del Doctor Zarit, especialista en gerontología y vida familiar; él y sus colaboradores establecieron las bases para medir la sobrecarga del cuidador ya que, desde su perspectiva, este es el factor detonante donde inicia este padecimiento. Steven H. Zarit, PhD, es Profesor y jefe del Departamento de Desarrollo Humano y Estudios Familiares de la Universidad Estatal de Pensilvania, y también Profesor Adjunto del Instituto de Gerontología de la Universidad de Jönköping, Suecia. En la GPC publicada por el IMSS publicó la «Escala de sobrecarga del cuidador de Zarit», aquí a tu disposición:

«Escala de sobrecarga del cuidador de Zarit:

Instrucciones: A continuación, se presenta una lista de afirmaciones, en las cuales se refleja cómo se sienten, a veces, las personas que cuidan a otra persona. Después de leer cada afirmación, debe indicar con qué frecuencia se siente usted así:

Nunca.
Raramente.
Algunas veces.
Bastante a menudo.
Casi siempre.

A la hora de responder piense que no existen respuestas acertadas o equivocadas, sino tan solo su experiencia.

Puntuación:
0=Nunca.
1=Rara vez.
2=Algunas veces.
3=Bastantes veces.
4=Casi siempre.

Preguntas:

1A. ¿Cree que su familiar le pide más ayuda de la que realmente necesita?

2A. ¿Cree que debido al tiempo que dedica a su familiar no tiene suficiente tiempo para usted?

3A. ¿Se siente agobiado entre cuidar a su familiar y tratar de cumplir otras responsabilidades en su trabajo o su familia?

4B. ¿Se siente avergonzado por la conducta de su familiar?

5B. ¿Se siente enfadado cuando está cerca de su familiar?

6B. ¿Piensa que su familiar afecta negativamente a su relación con otros miembros de su familia?

7A. ¿Tiene miedo de lo que el futuro depare a su familiar?

8A. ¿Cree que su familiar depende de usted?

9B. ¿Se siente tenso cuando está cerca de su familiar?

10A. ¿Cree que su salud se ha resentido por cuidar a su familiar?

11A. ¿Cree que no tiene tanta intimidad como le gustaría debido a su familiar?

12A. ¿Cree que su vida social se ha resentido por cuidar a su familiar?

13A. ¿Se siente incómodo por desatender a sus amistades debido a su familiar?

14A. ¿Cree que su familiar parece esperar que usted sea la persona que le cuide, como si usted fuera la única persona de quien depende?

15C. ¿Cree que no tiene suficiente dinero para cuidar a su familiar además de sus otros gastos?

16C. ¿Cree que será incapaz de cuidarle/a por mucho más tiempo?

17B. ¿Siente que ha perdido el control de su vida desde la enfermedad de su familiar?

18B. ¿Desearía poder dejar el cuidado de su familiar a otros?

19B. ¿Se siente indeciso sobre qué hacer con su familiar?

20C. ¿Cree que debería hacer más por su familiar?

21C. ¿Cree que podría cuidar mejor de su familiar?

22A. Globalmente, ¿qué grado de carga experimenta por el hecho de cuidar a su familiar?

Interpretación:

Puntuación máxima de 88 puntos.

«No sobrecarga» una puntuación inferior a 46.

«Sobrecarga intensa» una puntuación superior a 56».

Sería muy interesante te autoevaluaras y contestaras a estas preguntas para saber si estás o no sobrecargado como cuidador y así, considerar la posibilidad de algún tipo de tratamiento.

Te sugiero que al autoevaluarte fueras muy sincero y honesto con las respuestas, porque de ahí dependerá tu bienestar y el de «tus abuelitos» a tu cuidado. Es irónico, pero normalmente los cuidadores de adultos mayores no saben ejercer el autocuidado. Por último, solo te pido de la manera más atenta que, si los resultados son alarmantes, esto es, que estás sobrecargado como cuidador, busques ayuda profesional. Asimismo, te recomiendo que leas la historia que a continuación te platico.

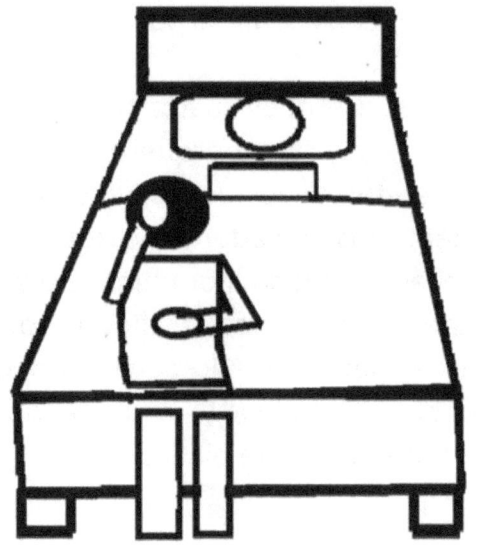

Cuidador colapsado

Nunca entenderé los motivos que tuviste para abordar ese carro y venir hasta Ensenada, si ya estabas bien, si ya tenías una vida prometedora, si ya nada te impediría seguir tu vuelo; no logro comprender tus razones.

Eras un joven hermoso, lleno de esperanza, salud, fe, vida, alegría y sobre todo belleza. Comprendo que te gustaba la velocidad, era tu mayor pasión, querías ser corredor de fórmula uno; tal vez fallé como amigo o como hermano y no te aconsejé a su debido tiempo que la velocidad no es una excelente compañía.

Aún recuerdo cuando me informaron que habías sufrido aquel accidente que fue el inicio de un suplicio, de un sufrimiento profundo, sé que tú estás aquí conmigo, a mi lado, vigilando mis pasos porque te llevo dentro de mi corazón.

Para mí, tú estás de viaje...

Llegué al hospital donde los médicos estaban intentando salvarte la vida, sin embargo, los mismos que luchaban contra la muerte, también fueron los causantes de que tú sufrieras y te marcharas. Todos estábamos confundidos, mi madre y hermana te acababan de ver en su casa, yo no tuve la oportunidad de saludarte, pero después la vida me permitió platicar contigo antes de que todo comenzara a complicarse.

Tras varias horas de cirugía, por fin los médicos salieron a la sala de espera para informarnos que todo había salido satisfactoriamente, nosotros estábamos felices porque tú, afortunadamente, sobreviviste a semejante accidente. Permaneciste en terapia intensiva algunos días, pero después lograste ponerte en pie y saliste adelante, aún no te daban de alta, pasé a visitarte al hospital para platicar contigo, me contaste de tus sueños, de lo orgulloso que te sentías de mí, de que era un ejemplo en tu vida como tu hermano mayor, me llenaste de felicidad, tú todo me llenabas de alegría y gozo, eras una luz en un camino tenebroso.

Sin embargo, esa misma tarde comenzó tu suplicio, tu calvario; todo inició con un simple piquetito en el abdomen, terminó siendo una infección generalizada en todo tu organismo debido a una mala práctica quirúrgica. No busco culpables, pero como me hubiera gustado tener frente a mí a la persona que cometió tan fatal error. Debido a eso, caíste en un coma profundo.

Tan solo verte ahí, tirado en esa cama de hospital, en un cuarto frío, aunque pintado de blanco, tenebroso como si fuera la caverna de murciélagos, pese a que respirabas, las máquinas te ayudaban a seguir con vida; el ruido del oxígeno al pasar por el recipiente de agua, ese sonido, ese olor, ese silencio de hospital, parecían dagas ardientes en lo más profundo de mi pecho. El tiempo pasó, para el hospital tú eras uno más, una carga, una cama ocupada, un cuerpo sin vida; pero para mí eras y sigues siendo el más bello de los jóvenes, el más hermoso de los hombres y el más divino de los seres humanos.

«Tenemos que desconectarlo» comentaron los médicos cuyas almas negras y frías, eran cubiertas por batas blancas, como blanca tu alma, como blanca tu vida, como blanca tu persona. «Si sigue respirando, se lo llevan, si fallece, no tenemos nada que hacer» explicaron, todos dijimos que sí, no teníamos más opciones, pero yo por dentro le suplicaba al cielo que por amor y piedad siguieras respirando y desde el fondo decía: «Vamos hermano, vamos, tú puedes, tú puedes» y pudiste, te aferraste a la vida como se aferró Moisés a su vara cuando abrió las aguas del Mar Rojo, como se aferró David a la honda y a la piedra cuando enfrentó a Goliat, así tú, luchaste contra la muerte porque querías que nosotros descubriéramos lo mejor de nuestras almas, porque ¿qué mejor manera de descubrir lo bello que somos sino cuidando a un ser amado, tan maravilloso como tú? Todo estaba listo para darte la bienvenida a la casa de mamá; ella, nuestra hermana y yo nos unimos para cuidarte, te cuidamos como cuidan las leonas a sus cachorros ante amenazantes hienas. Gracias a ti, querido amigo y hermano, aprendí las bases de esta bella profesión de cuidador, porque tú, aparte de todo, también eres un excelente maestro.

¿Te acuerdas cuando me recostaba a tu lado para platicarte como me había ido en el día? No dudaba al bajarte de tu cama para que te acostaras conmigo en el piso, yo sabía que te gustaba eso porque para ti era como una aventura y para mí, una bendición. Todo marchaba bien; aprendí a tener paciencia, comprendí que tú no podías valerte por ti mismo y que ocupabas de nuestra ayuda para seguir adelante. Supe perfectamente que estabas luchando por amor a nosotros, porque nosotros te necesitábamos y aún te necesitamos.

Si de algo tengo que arrepentirme en esta vida es de la forma en que te traté, no fui capaz de controlar mi impotencia, mi frustración, mi intolerancia y mi egoísmo, ¿cómo fue posible que yo, amándote tanto, tuviera que ofenderte con mis acciones estando tú ahí, desvalido y desprotegido?

Sé muy bien que tú te acuerdas de aquella mañana fatal, la noche anterior cambié tus pañales, administré los medicamentos y te asistí correctamente, pero no te cuidé, estaba agotado, cansado, desesperado.

Lo que comenzó siendo un ministerio de amor hacia tu persona, terminó como calvario en mi vida, no podía controlar mi temperamento, me sentía deprimido, en mi trabajo no estaba rindiendo al ciento por ciento, necesitaba fugarme, me sentía aprisionado; yo sé que tú lo entiendes, que tú, mejor que yo, sabes lo mal que estaba en esos momentos, pero también debo entender que tú eras el menos culpable, pero mi mente, egoísta yególatra, te hacía responsable de todo, no entiendo cómo pudo pasar todo aquello.

Si no te hubieras subido a ese automóvil, si no hubieras conducido por el Boulevard Costero aquella noche, si no hubiera estado lloviendo, si el otro conductor no hubiera conducido con exceso de velocidad nada de esto estaría pasando» pero, los hubiera no existen, pero sí tienen consecuencias graves.

No logré entender en ese momento cómo permití que mi corazón se llenara de tanta arrogancia, pero sucedió; hoy lo entiendo, se llama «El colapso del cuidador» pero amado hermano, en ese momento no lo sabía, si lo hubiera sabido no hubiera reaccionado como lo hice.

Te había dejado bien cambiado, mudé la ropa de tu cama, coloqué ropa limpia, desinfecté el colchón, te había bañado, te había atendido correctamente, pero amaneciste todo orinado, eso me desesperó y comencé a tratarte mal, comencé a moverte bruscamente, enojado, molesto, ya no tenía tiempo, llegaría tarde a mi trabajo, una vez más y ya había prometido que no volvería a ocurrir, estaba desesperado, pero no debí actuar así, no debí actuar así, era el momento de pedir auxilio, era el momento de sacar todo el amor que me quedaba, pero no pude, no pude hermano y cuando reaccioné era demasiado tarde, por tus ojos comenzaron a correr aquellas lágrimas de dolor, sufrimiento, angustia; al verte me arrepentí, te pedí perdón como ahora lo vuelvo a hacer, jamás comprenderé las razones por las cuales te traté así.

La situación estaba muy tensa, no era tan fuerte como mi hermana quien también, con todo su amor te cuidaba; nuestra madre tenía que estar en Ecuador y yo me sentí solo, incapaz, impotente y no pude controlarme.

Al poco tiempo todo volvió a la normalidad menos yo, no era el mismo, no tenía fuerza, no tenía valor, no tenía ánimo de continuar; afortunadamente nuestra madre volvió renovada, con más fuerza y yo pude continuar mi camino, la culpa me mataba, por eso comencé a alejarme y verte esporádicamente, me alejé de ti por miedo a lastimarte, por miedo a dañarte, por temor a ofenderte, no era digno de ti, tal vez jamás lo seré porque tú eres un gran hombre.

Una mañana, nosotros nos reunimos a platicar contigo para explicarte que todos teníamos que continuar con nuestro camino, que estuvieras tranquilo, en paz, porque debíamos seguir, que nos comprendieras. Tu rostro se llenó de luz al escucharnos, reflejaste serenidad, sabías que era el momento de continuar, de proseguir tu viaje. En la madrugada, nuestra madre nos habló para decirnos: «Tu hermano terminó de alistar su equipaje y ya se fue de viaje». Yo di gracias a Dios por eso, pero quedó una deuda pendiente, una factura que pagar, un recibo muy caro, el de tu perdón, el de mi confesión pública de que me colapsé y no supe que hacer, el de reconocer que soy un simple ser humano con limitantes, con problemas como todos los seres humanos que nos dedicamos a cuidar a un ser amado. Por ti hermano, por ti es que soy lo que soy, por ti aprendí a luchar, por ti aprendí a vivir, por ti aprendí a sobrellevar la carga con amor, con humildad y paciencia.

11
Conclusión

Ser cuidador gerontológico, es una profesión de vocación y dedicación, donde amar y respetar, son la base fundamental para lograr valorar y sobre todo, dignificar la vida de estas personas maravillosas a nuestro cuidado.

Ser cuidador de adultos mayores, es tener la oportunidad de brindar amor, cariño y respeto y salvaguardar la integridad de un anciano. Por otra parte, esta bella profesión, nos permite comprender que, cuidar a una persona de la tercera edad, es una tarea solidaria, conmovedora y satisfactoria que exige tiempo.

Enfrentar el reto de dedicarse al cuidado de los ancianos, es una acción loable digna de respeto y reconocimiento porque, normalmente, no se prevé y por lo tanto no existe una preparación previa. Por tal motivo consideré oportuno publicar «Gerontocomía, memorias de un cuidador» para que tú, una persona que estás enfrentando el reto de cuidar a un adulto mayor o a algún familiar enfermo o imposibilitado, cuentes con las herramientas fundamentales para ser un «cuidador gerontológico» comprometido.

«Cuando el cuidado es inadecuado, los problemas del adulto mayor en hospitalización, con enfermedades agudas, inmovilidad, depresión, u otros, se tornan de difícil manejo».
G.PC.

Glosario

Adulto Mayor:
Adulto mayor es un término reciente que se le da a las personas que tienen más de 65 años, también estas personas pueden ser llamados de la tercera edad. Un adulto mayor ha alcanzado ciertos rasgos que se adquieren bien sea desde un punto de vista biológico (cambios de orden natural), social (relaciones interpersonales) y psicológico (experiencias y circunstancias enfrentadas durante su vida).

Alzheimer:
La enfermedad de Alzheimer (EA), también denominada demencia senil de tipo Alzheimer (DSTA) o simplemente alzhéimer, es una enfermedad neurodegenerativa que se manifiesta como deterioro cognitivo y trastornos conductuales. Se caracteriza en su forma típica por una pérdida de la memoria inmediata y de otras capacidades mentales (tales como las capacidades cognitivas superiores), a medida que mueren las células nerviosas (neuronas) y se atrofian diferentes zonas del cerebro. La enfermedad suele tener una duración media aproximada después del diagnóstico de 10 años, aunque esto puede variar en proporción directa con la severidad de la enfermedad al momento del diagnóstico.
Wilkipedia

Ancianidad:
1. f. Cualidad de anciano.
2. f. Último período de la vida ordinaria del ser humano, cuando ya se es anciano.
3. f. desus. antigüedad (‖ cualidad de antiguo).
Real Academia Española

Anciano:
Der. del lat. ante 'antes'.

1. adj. Dicho de una persona: De mucha edad. U. t. c. s.
2. adj. Propio de una persona anciana. Andar anciano.
3. adj. p. us. Antiguo (‖ que existe desde hace tiempo).
4. m. Miembro del Sanedrín.
5. m. En las órdenes militares, freire más antiguo de cada convento.
Real Academia Española

Colapsar:
1. tr. Producir colapso a alguien o en algo.
2. intr. Sufrir colapso o caer en él. U. t. c. prnl.
3. intr. Dicho de una actividad: Decrecer o disminuir intensamente.
Real Academia Española

Colapso:
Del lat. collapsus, part. pas. de collābi 'caer', 'arruinarse'.
1. m. Destrucción, ruina de una institución, sistema, estructura, etc.
2. m. Paralización a que pueden llegar el tráfico y otras actividades.
3. m. Estado de postración extrema y baja tensión sanguínea, con insuficiencia circulatoria.
4. m. Mec. Deformación o destrucción bruscas de un cuerpo por la acción de una fuerza.
5. m. Med. Disminución anormal del tono de las paredes de una parte orgánica hueca, con decrecimiento o supresión de su luz.
Real Academia Española

Cuidado:
Del lat. cogitātus 'pensamiento'.
1. m. Solicitud y atención para hacer bien algo.
2. m. Acción de cuidar (‖ asistir, guardar, conservar). El cuidado de los enfermos, de la ropa, de la casa.
3. m. Recelo, preocupación, temor.

4. interj. U. para amenazar o para advertir la proximidad de un peligro o la contingencia de caer en error.
5. interj. U. con sentido ponderativo o para llamar la atención. ¡Cuidado con el niño, que no se le puede aguantar! ¡Cuidado que es listo el muchacho!
Real Academia Española

Cuidador:
1. adj. Que cuida. U. t. c. s.
2. adj. Muy solícito y cuidadoso.
3. adj. desus. Muy pensativo, metido en sí.
Real Academia Española

Demencia:
Del lat. dementia.
1. f. Locura, trastorno de la razón.
2. f. Med. Deterioro progresivo de las facultades mentales que causa graves trastornos de conducta. Demencia senil.
Real Academia Española

Demencia senil:
Es el nombre dado en español a un síndrome que se caracteriza porque el sujeto afectado va perdiendo muchas de sus capacidades psíquicas, especialmente las cognitivas. El nombre clínico proviene del latín: de, «lejos» + mens (cuyo genitivo es mentis): «mente»; por su parte, senil es un adjetivo que alude a la senectud o ancianidad, aunque los actuales estudios médicos evidencian una minoría de cuadros de demencia senil a edades cronológicas relativamente tempranas.
Wilkipedia

Envejecer:
Conjug. actual c. agradecer.
1. tr. Hacer viejo a alguien o algo.

2. intr. Dicho de una persona o de una cosa: Hacerse vieja o antigua. U. t. c. prnl.
3. intr. Tecnol. Dicho de un material, de un dispositivo o de una máquina: Perder sus propiedades con el paso del tiempo.
4. intr. desus. Permanecer por mucho tiempo. Era u. m. c. prnl.
Real Academia Española

Envejecimiento:
envejecimiento
1. m. Acción y efecto de envejecer o envejecerse.
Real Academia Española

Escala de Zarit:
La escala de Zarit es una herramienta para medir el nivel de carga en las labores del cuidador y así prevenir posibles condiciones de salud derivadas de una labor excesiva.

Consiste en una tabla con 22 preguntas cuyos resultados se suman en un puntaje total (22-110 puntos).

El resultado clasifica al cuidador en: Ausencia de sobrecarga con menos de 46 puntos; sobrecarga ligera de 47 a 55 puntos y sobrecarga intensa mayor a 56 puntos.
Resultados Test Zarit y Zarit

Etario:
Der. del lat. aetas 'edad'.
1. adj. Dicho de varias personas: Que tienen la misma edad.
2. adj. Perteneciente o relativo a la edad de una persona. Período etario. Franja etaria.
Real Academia Española

Gerontocomía:
Sustantivo femenino. Esta expresión es un arcaísmo, se refiere (en medicina) a un higiene, limpieza, aseo, desinfección y

pulcritud de las personas que pertenece a la tercera edad o los viejos, para evitar diversas enfermedades.

Este vocablo en su etimología está compuesto del sustantivo anticuado "gerontocomio" y del sufijo "ía" que indica situación, condición, estado de ánimo, cualidad y condición social.

Gerontología:
De geronto- y -logía.
1. f. Ciencia que trata de la vejez y de los fenómenos que la caracterizan.
Real Academia Española

Gerontológico:
gerontológico, ca
1. adj. Perteneciente o relativo a la gerontología.
Real Academia Española

Gerontólogo:
gerontólogo, ga
1. m. y f. Persona versada en gerontología.
Real Academia Española.

Senecto:
Personificación de la vejez en la mitología romana, conocida como Senectus. La versión griega lleva el nombre de Geras.

Senectud:
Del lat. senectus, -ūtis.
1. f. Período de la vida humana que sigue a la madurez.
Real Academia Española

Senescencia:
De senescente.
1. f. Cualidad de senescente.
Real Academia Española

Senescente:
Del lat. senescens, -entis.
1. adj. Que empieza a envejecer.
Real Academia Española

Senil:
Del lat. senīlis.
1. adj. Perteneciente o relativo a la persona de avanzada edad en la que se advierte su decadencia física.
Atrofia senil.
Involución senil
Muerte senil
Real Academia Española

Senilidad:
1. f. Condición de senil.
2. f. Edad senil.
3. f. Degeneración progresiva de las facultades físicas y psíquicas.
Real Academia Española

Úlceras por presión:
Las úlceras por presión son áreas de piel lesionada por permanecer en una misma posición durante demasiado tiempo. Comúnmente se forman donde los huesos están más cerca de la piel, como los tobillos, los talones y las caderas. El riesgo es mayor si está recluido en una cama, utiliza una silla de ruedas o no puede cambiar de posición. Las úlceras por presión pueden causar infecciones graves, algunas de las cuales pueden poner la vida en peligro. Pueden constituir un problema para las personas en los centros de cuidados especializados.

V.G.I.:
El objetivo principal de la valoración geriátrica integral (V.G.I) es diseñar un plan individualizado preventivo, terapéutico y rehabilitador, con el fin de lograr el mayor nivel de inde-

pendencia y calidad de vida del anciano. Se puede decir que tanto en el ámbito hospitalario como en el de atención primaria la V.G.I.

es el mejor instrumento, el cual puede facilitar una práctica médica familiar con una visión holística que garantice una atención médica adecuada, efectiva y de calidad.

Argel Grille Chávez

ACAM Residencial

«Un hogar donde el amor y la paz son un estilo de vida»

Teléfono: 646 120 58 10
Teléfono:646 205-70-57
Línea 24 horas: 646 116-75-81
Línea Estados Unidos de América :(619) 870 0162

Dirección:
Calle Vicente guerrero No. 131 interior. 3
Fraccionamiento. Bahía
C.P. 22880
Ensenada, Baja California.

Gerontocomía, memorias de un cuidador, es una publicación de **Mirdav Natsar desarrollo literario** que se terminó de imprimir en Ensenada, Baja California el 13 de septiembre del 2017 en los talleres de Copy Servicios de Ensenada, ubicados en calle Octava número 977 Zona Centro en la Ciudad de Ensenada, Baja California, Código Postal 22800 teléfono 178-1914 y 178-1327.

El contenido literario de esta obra está protegido por los derechos de autor.todos los derechos reservados por su autor **Argel Grisolle Chávez**; el diseño editorial, arte, portada, portadilla, carátula frontal, carátula posterior, viñetas, imágenes y demás están protegidos por los derechos de autor. Todos los derechos reservados por los editores **Mirna Rocío Carmona Cruz y Ricardo Jiménez Reyna**.

Prohibida la reproducción parcial o total de esta obra por cualquier medio, incluyendo fotocopiadoras, faxes, impresoras, imprentas digitales o de cualquier género, páginas electrónicas, cuentas de redes sociales así como también está prohibida la eleboración de material editorial, educativo, audiovisual, televisivo, cinematográfico, radiofónico, literario, dramático, escénico, periodístico basado en el argumento o contenido de esta obra sin la autorización expresa por escrito de los propietarios de los derechos de autor o sus representantes legales.

En su composición fueron utilizados tipos Ebrima, Times New Roman, BodoniBdBT, Georgia Pro Cond y News706BT, en papel Mustang y Carolina. La edición de esta obra fue supervisada por **Ricardo Jiménez Reyna**.

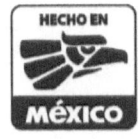

www.ingramcontent.com/pod-product-compliance
Lightning Source LLC
Chambersburg PA
CBHW020424220526
45464CB00002B/558